포동
포동★
요가

POCHA★YOGA

Copyright © 2017 by Mayumi FUKABORI
All rights reserved.
First published in Japan in 2017 by Daiwashuppan, Inc.
Korean translation rights arranged with PHP Institute, Inc.
through Korea Copyright Center Inc.

포동포동★요가

1판 1쇄 인쇄 2020년 2월 3일
1판 1쇄 발행 2020년 2월 10일

지은이 후카보리 마유미
옮긴이 김혜영

사진 미야노 마사타카
모델 모모카 아이, 마츠모토 유카
본문 일러스트 이토 준코

발행인 박주란
디자인 김가희

등록 2019년 7월 16일 (제406-2019-000079호)
주소 경기도 파주시 문발로 197 1층 102호
연락처 070-8957-7076 / sowonbook@naver.com

ISBN 979-11-969331-0-4 13510

이 도서의 국립중앙도서관 출판예정도서목록(CIP)은 서지정보유통지원시스템 홈페이지
(http://seoji.nl.go.kr)와 국가자료종합목록 구축시스템(http://kolis-net.nl.go.kr)에서
이용하실 수 있습니다. (CIP제어번호 : CIP2020001933)

하루에 딱 **3**가지!

포동포동★요가

· 현실 몸뚱이를 위한 진짜 쉬운 요가 ·

후카보리 마유미 지음

김혜영 옮김

세개의소원

① 라인이 예뻐지는 **포동포동★요가**

☑ 어려운 자세를 쉽게 따라 한다!

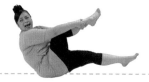

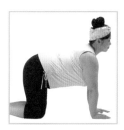
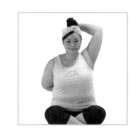
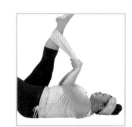

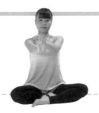

② 굳은 몸을 깨우는 포동포동★워밍업
🦢 워밍업으로 몸을 풀어준다!

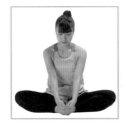
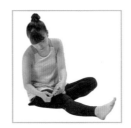
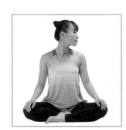

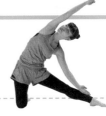

고민이 사라지는 **포동포동★요가**

☑ 일상의 고민을 해결한다!

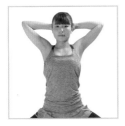 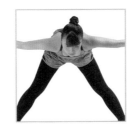 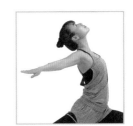

어느 순간 내 몸이
더 멋지게 변한다

건강과 미용 효과를 기대하며 요가를 시작하는 사람이 늘고 있습니다. 요가는 몸에 큰 부담을 주지 않아 남녀노소 모두에게 인기가 있죠. 다이어트를 위해, 균형 잡힌 몸매를 위해, 체력을 기르기 위해, 마음의 안정을 위해 등등 요가를 하는 이유는 여러 가지입니다.

누구나 몸을 가뿐하게 움직이고 싶은 마음은 같을 것입니다. 하지만 체형이 고민인 사람 중에는 '불룩 튀어나온 뱃살이 신경 쓰여서', '뚱뚱한 몸 때문에 다른 사람과 같이 수업 듣는 게 부끄러워서', '등살과 뱃살 때문에 자세 잡기가 어려워서' 등의 이유로 요가 수업을 꺼리고 요가에서 멀어지는 사람이 적지 않습니다.

이렇게 몸매가 신경 쓰여 요가를 못 하는 동지를 위해《포동포동★요가》를 만들었습니다. 마음만은 벌써 요가 매트 위에 있는 당신의 등을 이 책이 살포시 밀어줄 것입니다.

몸 비틀기, 허리 젖히기, 앞으로 숙이기 등 흔히 '아사나'라고 부르는 다양한 자세를 취하는 것이 요가의 즐거움입니다.

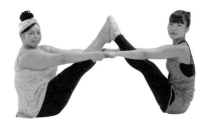

많은 요가책에서는 완벽한 완성형 자세를 소개하지만, 꼭 그 자세를 취해야 하는 것은 아닙니다. 중요한 것은 지금 내 몸에 맞는 자세를 취하고, 몸의 반응을 온전히 느끼면서 치유하는 것이죠.

《포동포동★요가》는 눈치보지 않아도, 억지로 애쓰지 않아도 즐겁게 요가할 수 있는 방법을 제시합니다. 대표적 요가 자세를 소개한 뒤 몸이 포동포동하고 뻣뻣한 사람들을 위한 자세를 제안합니다. 개운함을 느끼면서 따라 하다 보면 어느새 완성형 자세에도 가까워져 있을 것입니다.

어떤 자세부터 시작하든 상관없습니다. 하루에 딱 3가지. 그 3가지 자세만 꾸준히 계속한다면 어느 순간 배가 홀쭉하게 들어가 있을 것입니다. 물론 유연하고 굴곡 있는 몸매는 흐뭇한 덤이고요.

신선한 공기와 생명 에너지prana를 들이마시며 심신의 안정도 느낄 것입니다. 포동포동한 분은 물론, 몸이 뻣뻣하거나 요가를 처음 하는 분이라면 꼭 읽어보고 시도해보기를 추천합니다.

나에게 맞는
자세를 찾는다

PART 1에서는 포동포동한 사람이 하기 힘들어하는 어려운 자세를 골라 맞춤형 동작을 제안합니다. 절대 무리하지 말고 개운함을 느낄 정도로만 몸을 움직여 동작을 취합니다. 그것이 지금의 내 몸에 맞는 자세이기 때문입니다. 만약 자세를 유지하면서 호흡하기 힘들다면 몸에 무리가 가고 있다는 뜻입니다. 지금 내 몸에 맞는 자세면 충분합니다.

요가를 하면 이런 효과가 나타납니다.

- ☑ 몸의 라인이 아름다워진다.
- ☑ 면역력이 향상되고, 몸속의 독소가 배출된다.
- ☑ 감정을 조절할 수 있게 되고, 마음이 편안해진다.

물론 《포동포동★요가》로도 똑같은 효과를 얻을 수 있습니다.
뻣뻣하게 굳은 근육이 이완되고, 혈액순환이 원활해지면서 서서히 몸의 변화를 느낄 것입니다. 예전 같으면 꿈만 꾸던 자세도 가뿐하게 취할 수 있게 됩니다.

라인이 예뻐지는 포동포동★요가

어려운 일반 요가를 변형한 쉬운 요가를 소개합니다.

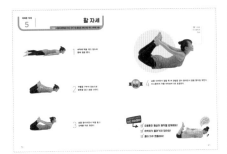

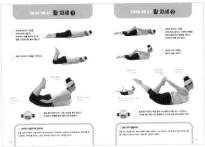

굳은 몸을 깨우는 포동포동★워밍업

요가를 시작하기 전, 몸을 풀어주는 준비운동을 소개합니다.

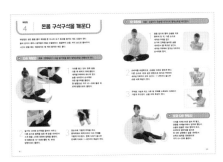

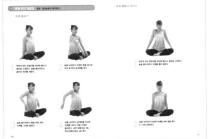

고민이 사라지는 포동포동★요가

일상생활에서 오는 몸의 통증과 스트레스를 풀어주는 힐링 요가를 소개합니다.

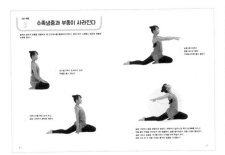

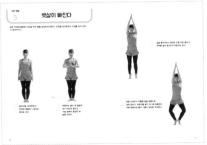

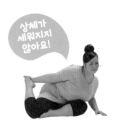

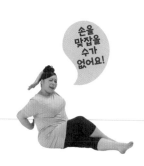

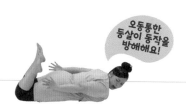

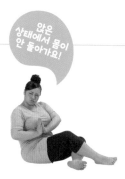

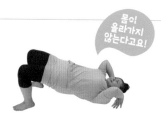

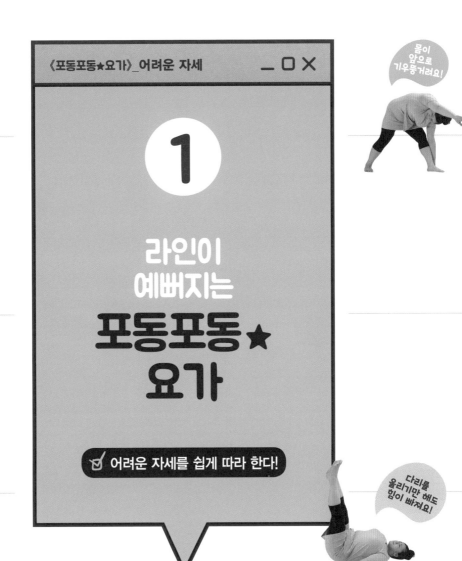

애크러배틱한 동작이나
완벽한 자세를 취할 필요는 없다.
지금 내 몸에 맞는 자세를 취하면 OK.
어려운 동작을 대신할 자세를 제안한다.
이 자세가 익숙해지면 어려운 자세도
해낼 수 있다.

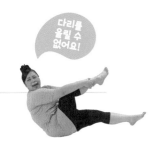

비둘기 자세

효과 | 내장 기능의 활성화, 허리 군살 제거, 면역력 향상, 유연한 고관절

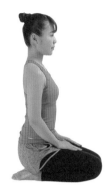

1 무릎을 꿇고 앉는다.

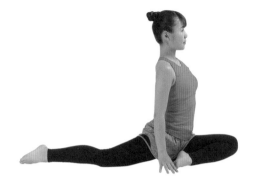

2 오른다리를 뒤로 쭉 뻗고,
왼발 뒤꿈치를 몸 앞쪽으로 당긴다.

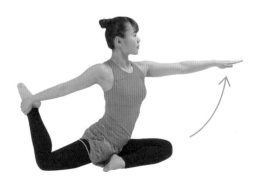

3 오른손으로 오른발을 잡고,
배꼽을 정면으로 향하게 한 뒤 숨을
내쉬면서 골반을 곧게 세운다.
숨을 들이쉬면서 왼팔을 어깨높이로
들어 올린다.

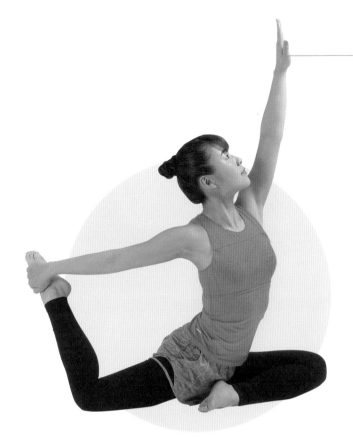

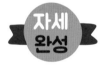시선은
위로 올린
손으로

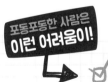 4 숨을 내쉬면서 왼손을 위로 올리고 척추를 끌어 올린다.
오른발은 몸 쪽으로 당겨 골반을 세우고,
위로 올린 손끝을 바라보며 5회 호흡한다.

포동포동한 사람은
이런 어려움이!

상체가
세워지지
않아요!

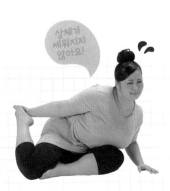

☑ 상체가 세워지지 않아요!

☑ 몸을 정면으로 향하기 어려워요!

☑ 등에 살이 많아서 다리를 잡기가 어려워요!

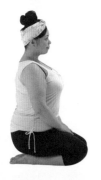

1 무릎을 꿇고 앉는다.

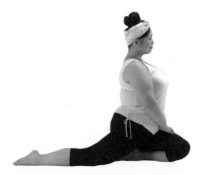

2 오른다리를 뒤로 쭉 뻗고, 왼발 뒤꿈치를
몸 쪽으로 당긴 뒤 왼손은 바닥에 둔다.
숨을 내쉬면서 골반을 세운다.

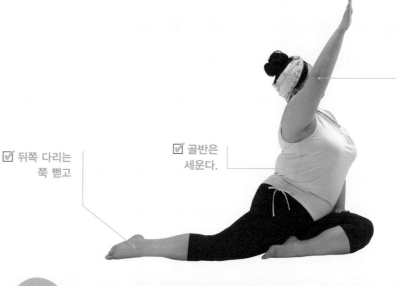

☑ 팔꿈치는
굽히지 말고
위로 비스듬하게

☑ 뒤쪽 다리는
쭉 뻗고

☑ 골반은
세운다.

**자세
완성**

3 숨을 들이쉬면서 오른팔을 앞쪽으로 뻗고, 내쉬면서 오른손을
최대한 높이 들어 척추를 끌어 올린 뒤 손끝을 바라보며 5회 호흡한다.
다리와 팔을 바꿔 반대쪽도 똑같이 한다.

☑ **몸이 정면으로 향하기 어려워요!**

마무리 자세에서 팔을 억지로 들어 올릴 필요는 없다. 그보다 몸이 정면을 향하는 것이 중요하다.
양손으로 바닥을 밀면서 배꼽이 정면을 향하도록 몸의 방향을 조정하고, 허리와 엉덩이 근육을 이
완하자.

비둘기 자세 ❷

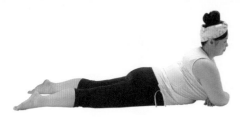

1 바닥에 엎드려 다리를 어깨너비로 벌리고, 상체를 일으켜 양 팔꿈치는 어깨 바로 아래에 둔다.

2 오른손으로 오른발등을 잡고 숨을 내쉰다. 숨을 들이쉬면서 왼쪽 팔꿈치로 바닥을 밀면서 허리를 세운다.

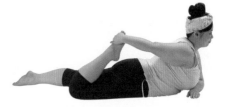

☑ 발등을 누른다.

☑ 다리는 곧게 뻗고

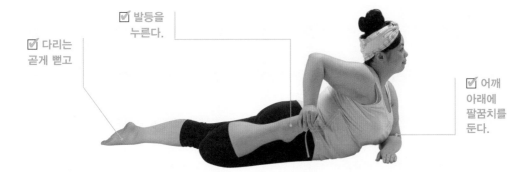

☑ 어깨 아래에 팔꿈치를 둔다.

자세 완성

3 숨을 내쉬면서 오른손으로 발등을 눌러 엉덩이 옆의 바닥에 뒤꿈치가 닿는 느낌으로 내리고 5회 호흡한다. 다리와 팔을 바꿔 반대쪽도 똑같이 한다.

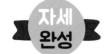

☑ **등에 살이 많아 다리를 잡기가 어려워요!**

어깨와 고관절의 유연성을 조금 기르고 시작한다.
어깨 돌리기(p.68)와 무릎 기울이기(p.71)가 도움이 된다.
몸이 유연해지면 발을 가뿐하게 잡을 수 있다.

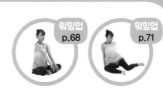

워밍업 p.68 워밍업 p.71

아치 자세

효과 | 위장 운동의 활성화, 신진대사 개선, 새우등 교정, 팔뚝과 아랫배 군살 제거

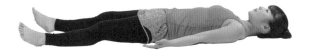

1 바닥에 바로 눕는다.

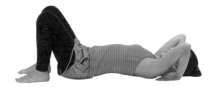

2 무릎을 세워 다리를 어깨너비로
벌리고, 뒤꿈치를 몸 쪽으로 당긴다.
손끝이 어깨를 향하도록 손바닥을
얼굴 옆에 놓고 숨을 내쉰다.

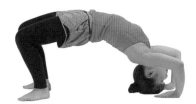

3 숨을 들이쉬면서 손과 발로 바닥을
밀어 허리를 들어 올리고,
정수리를 바닥에 댄다.

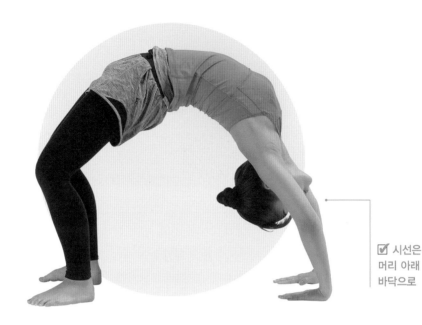

☑ 시선은
머리 아래
바닥으로

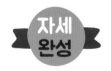
자세 완성

4 숨을 내쉬면서 허리를 더 높이 들어 올리고 5회 호흡한다.
배꼽은 천장을 향하게 한다.

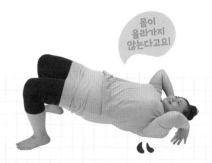
몸이
올라가지
않는다고요!

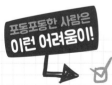
포동포동한 사람은 이런 어려움이!

☑ 몸이 올라가지 않는다고요!

☑ 엉덩이가 자꾸 내려가요!

☑ 어깨가 불편해 손으로 바닥을 짚기 어려워요!

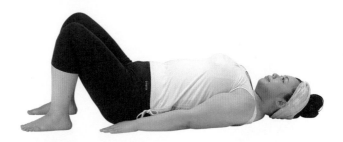

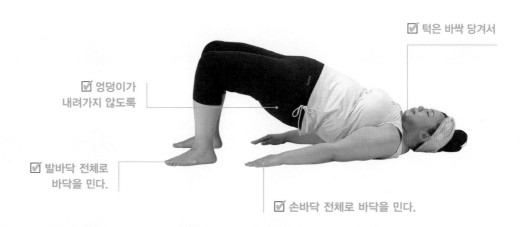

1 바로 누워 무릎을 세우고 다리를 어깨너비로 벌린 뒤 뒤꿈치를 몸 쪽으로 당긴다. 겨드랑이를 붙여 팔을 쭉 뻗고 숨을 내쉰다.

☑ 턱은 바싹 당겨서

☑ 엉덩이가 내려가지 않도록

☑ 발바닥 전체로 바닥을 민다.

☑ 손바닥 전체로 바닥을 민다.

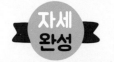
자세 완성

2 숨을 들이쉬면서 턱을 당기고, 내쉬면서 손과 발로 바닥을 미는 느낌으로 허리를 들어 올린 뒤 5회 호흡한다.

☑ **엉덩이가 자꾸 내려가요!**

엉덩이를 들어 올릴 때 양쪽 엄지발가락에 힘을 줘보자. 허벅지 안쪽 근육이 자극되면서 골반저근에 힘이 들어가고 골반이 고정되어 엉덩이가 좀 더 쉽게 올라갈 것이다.

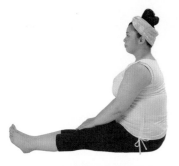

1 몸 뒤쪽에 쿠션을 놓고 다리를
뻗고 앉는다.

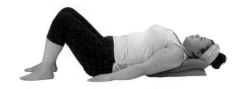

2 쿠션에 몸을 맡기듯 누워 무릎을 세우고
다리를 어깨너비로 벌린다. 몸이 흔들리지
않게 쿠션 위치를 조정한다.

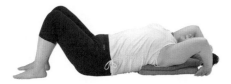

3 손끝이 어깨를 향하도록 손바닥을
얼굴 옆에 놓고 숨을 내쉰다.

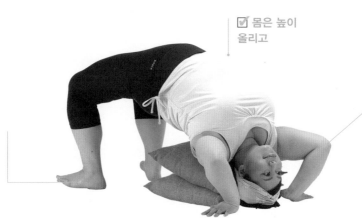

☑ 몸은 높이
올리고

☑ 팔꿈치는
옆으로 크게
벌어지지
않도록

☑ 발바닥으로
바닥을 민다는
느낌으로 체중을
지탱한다.

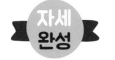
**자세
완성**

4 숨을 들이쉬면서 손과 발로 바닥을 밀고, 내쉬면서 허리를 들어 올려
정수리를 바닥에 대고 5회 호흡한다.

☑ **어깨가 불편해 손으로 바닥을 짚기 어려워요!**

어깨 주변이 경직되어 있을 가능성이 높다.
어깨 돌리기(p.68)와 어깨 올렸다 내리기(p.69)를 하며
어깨 주변을 풀어보자. 꾸준히 하면 날개뼈의 움직임이
자연스러워져 어깨가 부드럽게 움직인다.

워밍업
p.68

워밍업
p.69

소머리 자세

효과 | 어깨 결림과 수족냉증 완화, 가슴 업, 피로 회복, 하체 군살 제거

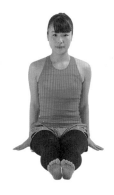

1 앉은 자세에서 다리를 앞으로
가지런히 뻗는다.

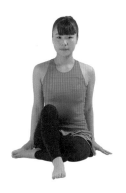

2 양 무릎을 세웠다가 왼쪽 무릎을 굽혀
오른다리 밑으로 넣고, 왼발 뒤꿈치를 엉덩이
오른쪽으로 당긴다.

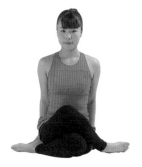

3 오른다리를 구부려 왼다리 위에 얹고,
양 무릎이 몸 중앙에 오도록 포갠 뒤 숨을 내쉰다.

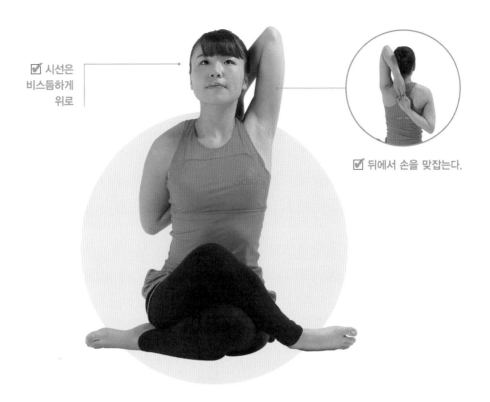

☑ 시선은
비스듬하게
위로

☑ 뒤에서 손을 맞잡는다.

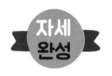

4 숨을 들이쉬면서 왼손은 위로 올려 등 뒤로 보내고,
오른손은 아래로 보내 양손을 맞잡은 뒤 골반을 세우고 숨을 내쉰다.
위를 바라보며 5회 호흡한다. 다리와 손을 바꿔 똑같이 한다.

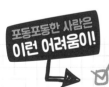

포동포동한 사람은
이런 어려움이!

☑ **손을 맞잡을 수가 없어요!**

☑ **등이 자꾸 구부정해져요!**

☑ **팔을 뒤로 넘기고 싶지만 너무 아파요!**

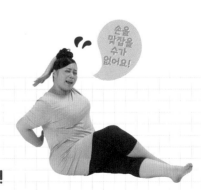

손을
맞잡을
수가
없어요!

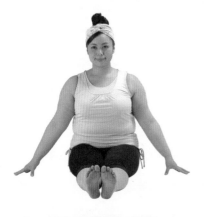

1 앉은 자세에서 다리를
앞으로 가지런히 뻗는다.

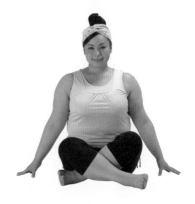

2 왼다리가 안쪽, 오른다리가 바깥쪽에
오게 다리를 포개고, 엉덩이는 바닥에
붙인다. 손은 다리 양옆 바닥을 짚고
숨을 내쉰다.

☑ 몸을 골반부터
앞으로 숙인다.

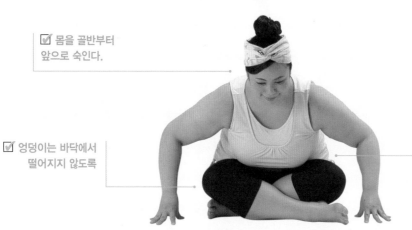

☑ 엉덩이는 바닥에서
떨어지지 않도록

☑ 등은 구부정하지
않도록 척추를 길게
늘인다는 느낌으로

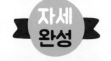

자세
완성

3 숨을 들이쉬면서 손으로 바닥을 밀어 골반을 세우고,
내쉬면서 상체를 앞으로 숙여 5회 호흡한다.
다리를 바꿔 똑같이 한다.

☑ 등이 자꾸 구부정해져요!

엉덩이로 바닥을 밀어서 척추를 끌어 올린다는 느낌으로 해보자. 골반 세우는 데 집중하게 되어 등
이 펴진다. 몸을 앞으로 숙이는 것보다 골반을 세우는 데 신경 쓴다.

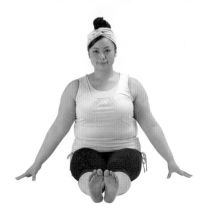
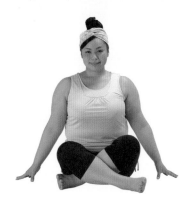

1 수건을 준비한 뒤, 앉은 자세에서
다리를 앞으로 가지런히 뻗는다.

2 왼다리가 안쪽, 오른다리가 바깥쪽에
오게 다리를 포개고, 엉덩이는 바닥에
붙인 뒤 숨을 내쉰다.

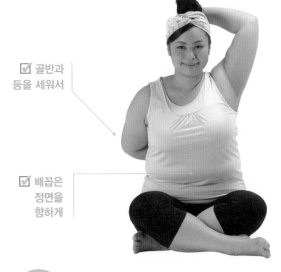

☑ 골반과
등을 세워서

☑ 배꼽은
정면을
향하게

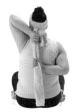

☑ 양손이 가까워지게 수건을 당겨 잡는다.

자세 완성 3 왼손으로 수건을 잡아 위로 올려 등 뒤로 보내고, 오른손은 아래에서
수건을 당기며 숨을 들이쉬면서 허리를 쭉 편다. 숨을 내쉬면서
왼쪽 팔꿈치를 뒤로 당겨 5회 호흡한다. 다리와 손을 바꿔 똑같이 한다.

☑ **팔을 뒤로 넘기고 싶지만 너무 아파요!**

어깨 주위와 가슴 근육, 허리 근육이 경직되어 있을 가능성이 있다.
어깨 돌리기(p.68)와 상체 숙이기(p.72)로 풀어주자.

워밍업
p.68

워밍업
p.72

피라미드 변형 자세

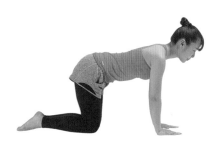

1 무릎을 꿇고 앉았다가 손바닥과 무릎을 바닥에 대고 엎드린다.
무릎 바로 위에 고관절이, 어깨 바로 아래에 손바닥이 오게 한다.

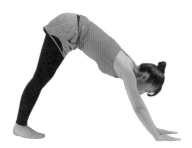

2 숨을 내쉬면서 발끝을 세운다. 숨을 들이쉬면서 손으로 바닥을 밀며
엉덩이를 들어 올린 뒤 뒤꿈치는 바닥에 내린다.

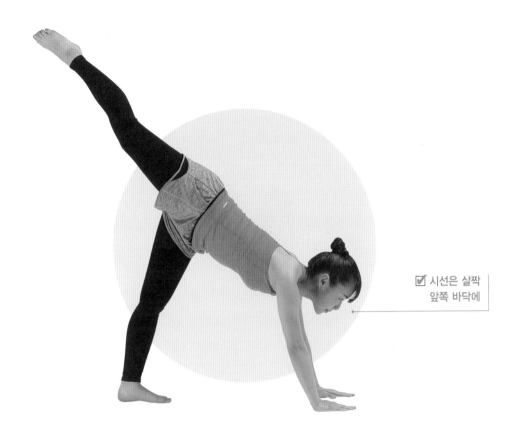

✓ 시선은 살짝
  앞쪽 바닥에

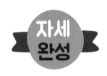

자세
완성

3 숨을 내쉬면서 허리가 비틀어지지 않게 오른다리를 들어 올리고,
시선은 앞쪽을 향하며 무릎과 발끝을 쭉 펴 5회 호흡한다.
엄지손가락 시작 부위로 바닥을 미는 느낌으로 한다.
다리를 바꿔 똑같이 한다.

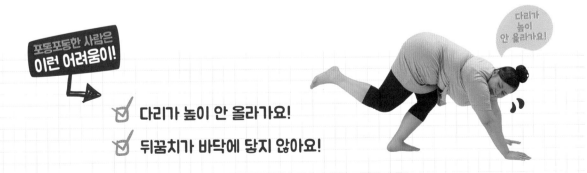

포몽포몽한 사람은
이런 어려움이!

다리가
높이
안 올라가요!

✓ 다리가 높이 안 올라가요!

✓ 뒤꿈치가 바닥에 닿지 않아요!

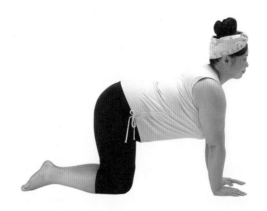

1 무릎을 꿇고 앉았다가 손바닥과 무릎을 바닥에 대고 엎드린다.
무릎 바로 위에 고관절이, 어깨 바로 아래에 손바닥이 오게 한 뒤 숨을 내쉰다.

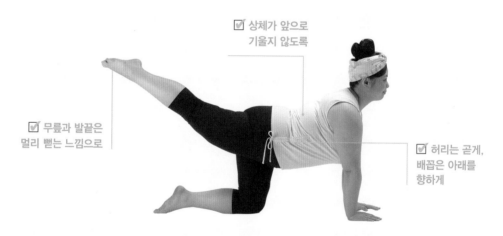

☑ 상체가 앞으로
기울지 않도록

☑ 무릎과 발끝은
멀리 뻗는 느낌으로

☑ 허리는 곧게,
배꼽은 아래를
향하게

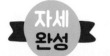
**자세
완성**

2 숨을 들이쉬면서 턱을 들고, 내쉬면서 오른다리를 들어 올려
발끝까지 쭉 뻗어 5회 호흡한다. 다리를 바꿔 똑같이 한다.

☑ 다리가 높이 안 올라가요!

다리를 한 번에 올리려 하지 말고, 먼저 단전을 의식하면서 허벅지 시작 부위를 펴는 느낌으로
다리를 뒤로 뻗어보자. 그런 다음 엉덩이를 들어 올리듯 다리를 올리면 부드럽게 올라갈 것이다.

피라미드 변형 자세 ❷

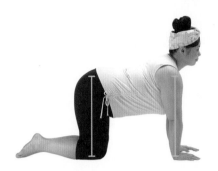

1 무릎을 꿇고 앉았다가 손바닥과 무릎을
바닥에 대고 엎드린다. 무릎 바로 위에
고관절이, 어깨 바로 아래에 손바닥이
오게 한 뒤 숨을 내쉰다.

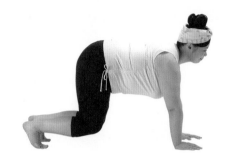

2 숨을 들이쉬면서 발끝을 세우고,
손바닥으로 바닥을 밀면서 엉덩이를
천천히 들어 올린다.

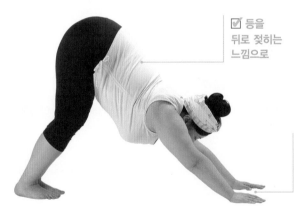

☑ 등을
뒤로 젖히는
느낌으로

☑ 엄지손가락
시작 부위로
바닥을 밀면서
어깨를 집어넣고

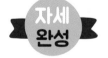
자세
완성

3 엉덩이를 높이 들어 올린 뒤 숨을 내쉬면서 뒤꿈치를 바닥에 내리고,
손바닥으로 바닥을 밀면서 등을 쭉 펴고 어깨를 내린 뒤 5회 호흡한다.

☑ **뒤꿈치가 바닥에 닿지 않아요!**

워밍업
p.64

엉덩이를 위로 쑥 내밀면서 발바닥 전체로 바닥을 밀어보자.
더 편하게 뒤꿈치가 바닥에 닿을 것이다. 다리 워밍업(p.64)으로 근육을 풀어주면
도움이 된다.

활 자세

효과 | 온몸의 혈액순환 개선, 내장 기능 활성화, 냉한 체질 개선, 새우등 교정

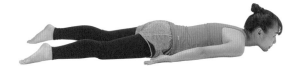

1 바닥에 턱을 대고 엎드려
몸에 힘을 뺀다.

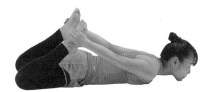

2 무릎을 구부려 양손으로
발등을 잡고 숨을 내쉰다.

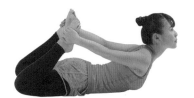

3 숨을 들이쉬면서 턱을 들고
상체를 뒤로 젖힌다.

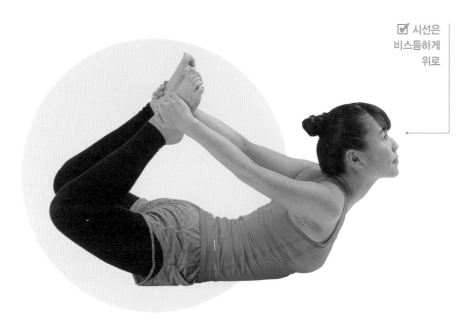

☑ 시선은
비스듬하게
위로

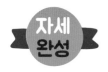

4 숨을 내쉬면서 팔을 쭉 펴 양발을 잡아 올리면서 몸을 활처럼 젖힌다.
비스듬하게 위를 바라보며 5회 호흡한다.

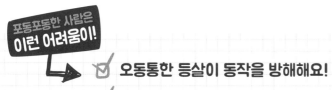

포동포동한 사람은
이런 어려움이!

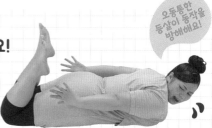

오동통한
동작을
방해해요!

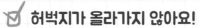

☑ 오동통한 등살이 동작을 방해해요!

☑ 허벅지가 올라가지 않아요!

☑ 몸이 자꾸 흔들려요!

포동포동 맞춤 요가 **활 자세 ❶**

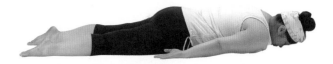

1 바닥에 엎드려 다리를
어깨너비로 벌린다.
손바닥은 위를 향하게 한 뒤
팔을 겨드랑이에 붙여 뻗는다.

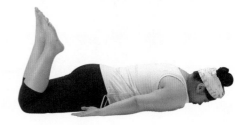

2 숨을 내쉬면서 무릎을 구부린다.

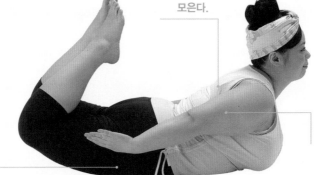

☑ 날개뼈를
모은다.

☑ 허벅지
위쪽 부위부터
올린다.

☑ 팔이 벌어지지
않도록

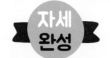
**자세
완성**

3 숨을 들이쉬면서 턱, 가슴, 양손을 들어 올리고,
내쉬면서 무릎을 들어 올려 5회 호흡한다.

☑ 허벅지가 올라가지 않아요!

손을 다르게 써보자. 손을 허벅지 옆 바닥에 놓고, 손바닥이나 손등으로 바닥을 밀면서 허벅지를 들
어 올린다. 허벅지를 든다는 느낌이 강해지면 조금씩 다리가 움직일 것이다.

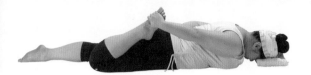

1 바닥에 엎드려 다리를
어깨너비로 벌리고, 오른쪽 무릎을
굽혀 오른손으로 발등을 잡는다.
이마에 수건을 대도 좋다.

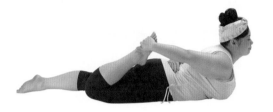

2 왼손은 허리 뒤쪽에
붙이고 숨을 내쉰다.

☑ 멀리 뻗는
느낌으로

☑ 천장에서
끌어 올리는
것처럼

☑ 팔꿈치는
곧게 펴고

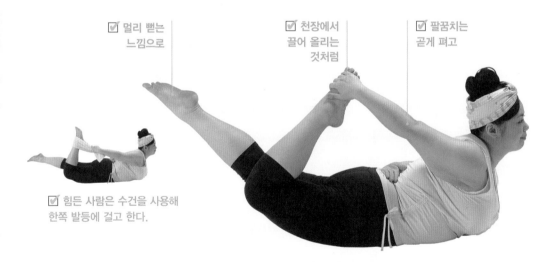

☑ 힘든 사람은 수건을 사용해
한쪽 발등에 걸고 한다.

**자세
완성**

3 숨을 들이쉬면서 턱을 들어 비스듬하게 위를 보고, 내쉬면서
다리를 들어 올려 5회 호흡한다. 다리와 손을 바꿔 똑같이 한다.

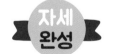

☑ 몸이 자꾸 흔들려요!

발을 잡고 허리를 뒤로 젖힌 상태에서 몸을 고정하는 것이 핵심이다. 허리에 붙인 손을 바닥에 내려
몸이 흔들리지 않게 지지하고, 턱을 들어 골반을 고정한다.

비틀기 자세

효과 | 분노 조절, 장 기능 활성화, 허리와 허벅지 군살 제거

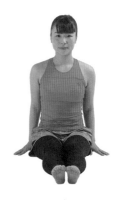

1 앉은 자세에서 다리를
앞으로 가지런히 뻗는다.

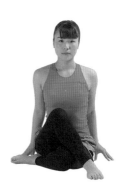

2 양 무릎을 세웠다가 왼다리를 접어 뒤꿈치를
엉덩이 옆으로 당기고, 오른다리는 왼다리 위로 넘겨
발바닥을 바닥에 댄다. 엉덩이는 바닥에 붙이고,
양 무릎은 몸 중앙에 오도록 맞춘다.

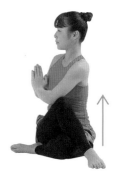

3 양손을 모으고 오른쪽 무릎에 왼쪽 팔꿈치를 대고
숨을 내쉰다. 양손을 모으고 숨을 들이쉬면서
골반을 세운다.

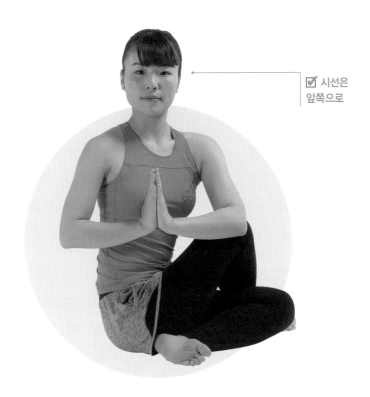

시선은
앞쪽으로

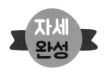
자세 완성

4 숨을 내쉬면서 상체를 왼쪽으로 비틀고, 가슴 앞에서 양손을 모아 5회 호흡한다. 다리와 손을 바꿔 똑같이 한다.

앉은 상태에서 몸이 안 돌아가요!

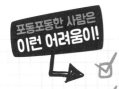
포동포동한 사람은
이런 어려움이!

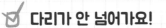

☑ **앉은 상태에서 몸이 안 돌아가요!**

☑ **다리가 안 넘어가요!**

☑ **자세가 긴장되어 숨쉬기 힘들어요!**

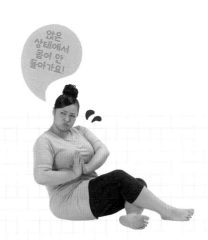

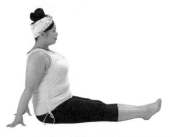

1 앉은 자세에서 다리를 앞으로
가지런히 뻗는다.

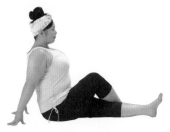

2 오른쪽 무릎을 세워 왼다리 위로
넘기고 발바닥은 바닥에 붙인다.

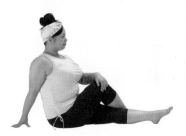

3 왼손으로 오른쪽 무릎을 잡고,
오른손은 엉덩이 뒤쪽 바닥을 짚은 뒤 숨을 내쉰다.

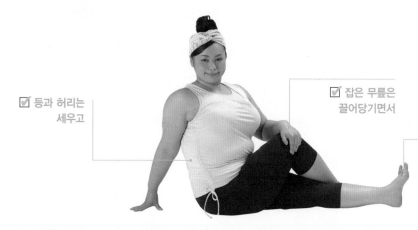

☑ 등과 허리는
세우고

☑ 잡은 무릎은
끌어당기면서

☑ 뒤꿈치를
내밀 듯 발끝은
위를 향하게

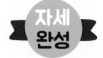

자세
완성

4 숨을 들이쉬면서 오른손으로 바닥을 밀며 골반을 세우고,
왼쪽 발끝은 위를 향하게 한 뒤 숨을 내쉬면서 상체를 오른쪽으로
비틀어 5회 호흡한다. 다리와 손을 바꿔 반대쪽도 똑같이 한다.

☑ **다리가 안 넘어가요!**

다리를 넘기는 것보다 허리와 등을 쭉 펴는 것이 중요하다. 무릎을 세운 뒤 그대로 다리를 몸 쪽
으로 잡아당겨 골반을 세우는 자세로 바꿔보자.

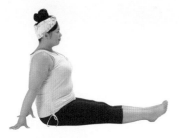

1 앉은 자세에서 다리를 앞으로
가지런히 뻗는다.

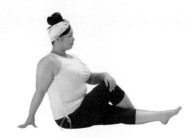

2 오른쪽 무릎을 세워 왼다리 위로
넘기고 발바닥은 바닥에 붙인 뒤,
왼손은 오른쪽 무릎에 놓는다.

3 왼쪽 팔꿈치를 오른쪽 무릎 바깥쪽에 대고,
오른손은 엉덩이 뒤쪽 바닥을 짚은 뒤 숨을 내쉰다.
숨을 들이쉬면서 오른손으로 바닥을 밀어 골반과
뒤꿈치를 세운다.

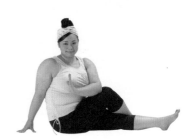

☑ 어깨는
내리고 등은
곧게 편다.

☑ 발끝은
위를 향하게

☑ 허리를 펴고
골반을 세워서

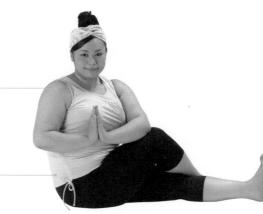

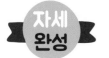

4 숨을 내쉬면서 상체를 오른쪽으로 비틀고 가슴 앞에서 손을 모아
5회 호흡한다. 다리와 손을 바꿔 반대쪽도 똑같이 한다.

☑ **자세가 긴장되어 숨쉬기 힘들어요!**

힘겹게 합장할 필요는 없다. 한 손은 엉덩이 뒤 바닥을 밀면서 골반을 세우고, 다른 한 손만 가슴 앞
으로 가져와보자. 어깨 힘도 빠지고 호흡하기 한결 쉬워진다.

낙타 자세

효과 | 새우등 교정, 위장 기능 강화, 가슴 업, 등과 배의 군살 제거

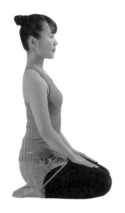

1 무릎을 꿇고 앉는다.

2 엉덩이를 들어 올려 무릎 꿇고 선 자세에서 무릎을 어깨너비로 벌린 뒤 발끝까지 평행이 되게 한다.

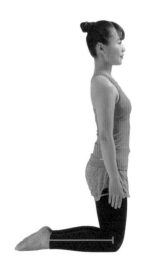

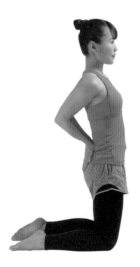

3 양손을 허리 뒤에 대고 숨을 내쉰다. 숨을 들이쉬면서 배를 들어 올린다.

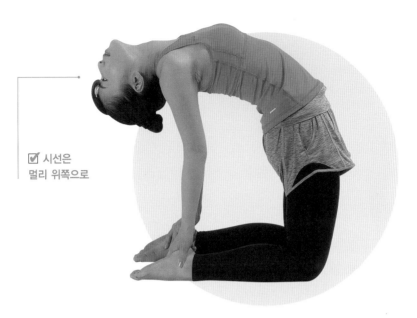

☑ 시선은
멀리 위쪽으로

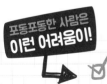
자세
완성

4 몸을 살짝 뒤로 젖히고 엄지손가락을 바깥쪽으로 향하게 해 뒤꿈치를 잡는다. 숨을 내쉬면서 턱을 들고, 허벅지 안쪽부터 펴듯이 상체를 뒤로 크게 젖힌 뒤 5회 호흡한다.

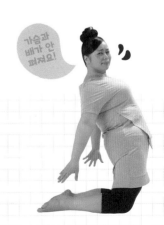
가슴과
배가 안
펴져요!

포동포동한 사람은
이런 어려움이!

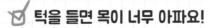

☑ 가슴과 배가 안 펴져요!

☑ 턱을 들면 목이 너무 아파요!

☑ 몸이 대각선으로 넘어져요!

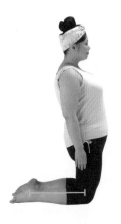

1 무릎을 꿇은 채
몸을 세운다.
무릎은 어깨너비로
벌린 뒤 발끝까지
평행이 되게 한다.

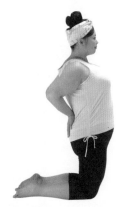

2 양손을
허리 뒤에 대고
숨을 내쉰다.

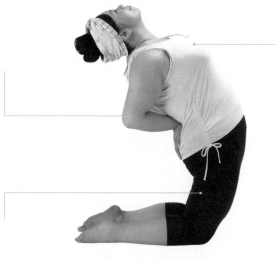

☑ 가슴이
펴진다는
느낌으로

☑ 팔꿈치는
바깥으로
벌어지지 않도록

☑ 허벅지 시작
부위부터 편다.

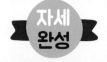

**자세
완성**

3 숨을 들이쉬면서 배를 들어 올리고 양 팔꿈치는
등 안쪽으로 모은다. 숨을 내쉬면서 허벅지 시작 부위부터 펴듯이
상체를 크게 젖혀 5회 호흡한다.

☑ **턱을 들면 목이 너무 아파요!**

목이 아픈 사람은 턱을 안쪽으로 바싹 당겨서 해보자.
목 주변 워밍업(p.66)도 추천한다. 뭉치기 쉬운 목을 매일 풀어주면
목 주위의 근육이 강화된다.

워밍업
p.66

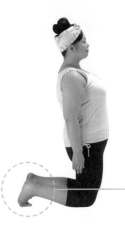

1 무릎을 꿇은 채
몸을 세운다.
무릎은 어깨너비로
벌린 뒤 발끝까지
평행이 되게 한다.

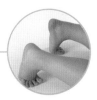

2 양손을
허리 뒤에
대고 숨을
내쉰다.

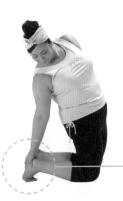

3 숨을 들이쉬면서 배를
들어 올려 상체를 살짝 젖히고,
오른손 엄지손가락이
바깥을 향하도록 오른발
뒤꿈치를 잡는다.

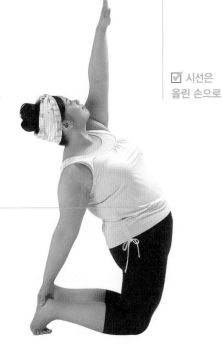

☑ 시선은
올린 손으로

☑ 배꼽은
정면을 향하게

**자세
완성**

4 왼손을 위로 올리고 숨을 내쉬면서 허벅지, 배, 가슴을 펴고
상체를 젖히며 5회 호흡한다. 다리와 손을 바꿔 똑같이 한다.

☑ **몸이 대각선으로 넘어져요!**

몸이 기울어지면 마무리 자세에서 제대로 자극이 되지 않는다. 2번 자세에서 한 손은 위로 올리고
한 손은 허리에 댄 채 허리를 젖혀보자. 이 자세가 익숙해지면 완성형 자세와 가까워진다.

쟁기 자세

효과 | 피로감과 권태감 해소, 아랫배 군살 제거, 불면증 개선, 스트레스 완화

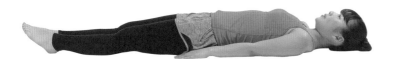

1 바로 누워 다리를 모으고
팔을 겨드랑이에 붙여서
아래로 뻗은 뒤,
손바닥은 바닥에 대고
숨을 내쉰다.

2 무릎을 세운다.

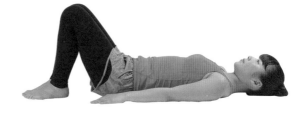

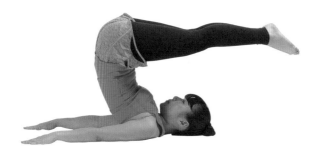

3 숨을 들이쉬면서
양손으로 바닥을 미는
동시에 다리와 엉덩이를
들어 올린다. 가슴을
턱 쪽으로 당긴다는
느낌으로 다리는 바닥과
평행이 되게 한다.

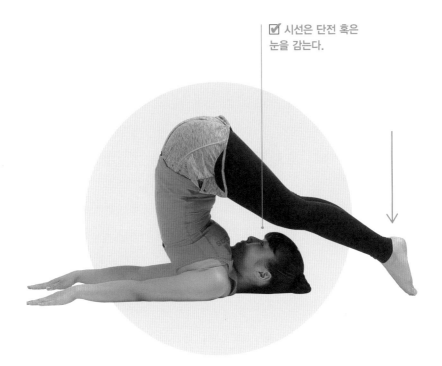

☑️ 시선은 단전 혹은 눈을 감는다.

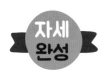
자세 완성

4 어깨에 체중을 실은 채 숨을 내쉬면서 다리를 모아 바닥으로 천천히 내리고, 발끝을 쭉 뻗어 5회 호흡한다. 이때 날개뼈는 모으고 머리는 움직이지 않도록 한다.

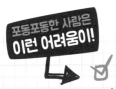
포동포동한 사람은
이런 어려움이!

☑️ 다리를 올리기만 해도 힘이 빠져요!

☑️ 어깨가 불편해서 허리를 짚기 어려워요!

☑️ 뱃살 때문에 상체가 잘 숙여지지 않아요!

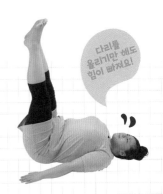

다리를 올리기만 해도 힘이 빠져요!

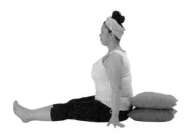

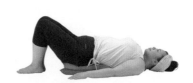

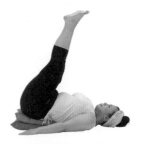

1 쿠션을 엉덩이 뒤에 놓고 다리를 뻗고 앉는다.

2 쿠션에 몸을 맡기듯 바로 누워 무릎을 세운다. 겨드랑이를 붙여 팔을 뻗은 뒤 손바닥은 바닥에 대고 숨을 내쉰다.

3 숨을 들이쉬면서 다리를 들어 올린다. 다리를 올리기 쉽게 쿠션 위치를 조정한다.

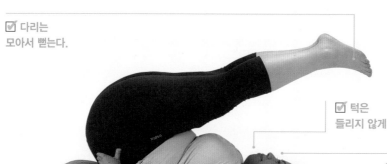

☑ 다리는 모아서 뻗는다.

☑ 턱은 들리지 않게

☑ 아래쪽을 보거나 눈을 감고 머리는 움직이지 않는다.

자세 완성 4 숨을 내쉬면서 엉덩이를 들고 다리를 머리 위로 뻗는다. 양손으로 몸을 받친 채 턱을 당겨 5회 호흡한다.

☑ **어깨가 불편해서 허리를 짚기 어려워요!**

허리 주변 근육을 풀어 유연성을 기르면 지금보다 편하게 할 수 있다. 상체 숙이기(p.72)와 바로 누워 다리 기울이기 (p.73)를 지속적으로 실시해 허리 주변 근육을 부드럽게 풀어주자. 꾸준히 하면 쿠션 없이 할 수 있다.

워밍업 p.72

워밍업 p.73

쟁기 자세 ❷

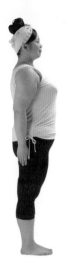

1 머리가 천장에 매달린 느낌으로
발바닥을 의식하면서 똑바로 선다.

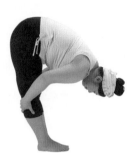

2 숨을 내쉬면서 상체를 천천히
앞으로 숙이고, 손으로 다리를
잡는다.

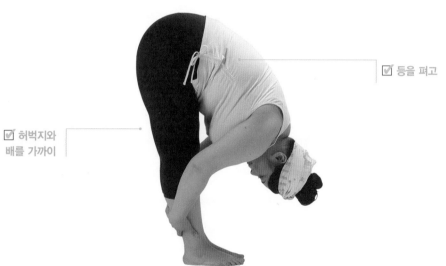

☑ 등을 펴고

☑ 허벅지와
배를 가까이

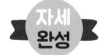

**자세
완성**

3 숨을 들이쉬면서 허리와 등을 펴고, 내쉬면서 손으로 다리를 잡아당기듯
허벅지와 배를 가까이 붙여 5회 호흡한다.

☑ 뱃살 때문에 상체가 잘 숙여지지 않아요!

다리를 어깨너비로 벌리고 하면 뱃살이 있어도 편하게 몸을 숙일 수 있다. 다리를 벌릴 때는 발끝이
바깥쪽으로 벌어지지 않고 앞을 향하게 하자.

왜가리 자세

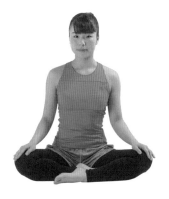

1 책상다리하듯이 앉아
오른발은 안쪽,
왼발은 바깥쪽에 놓는다.

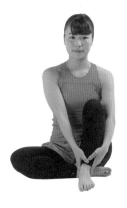

2 왼다리를 세워 양손으로 발목을 잡고 숨을 내쉬고,
들이쉬면서 골반을 세운다.

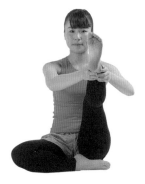

3 숨을 내쉬면서 잡고 있던
왼다리를 앞으로 천천히 편다.

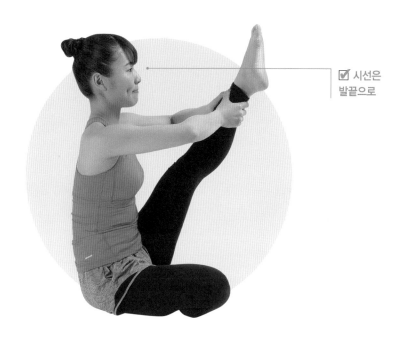

☑ 시선은
발끝으로

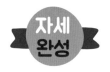
자세
완성

4 다리를 모두 편 뒤 엉덩이로 바닥을 밀면서
왼다리를 몸 쪽으로 당겨 5회 호흡한다. 다리를 바꿔 똑같이 한다.

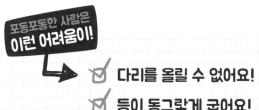
포동포동한 사람은
이런 어려움이!

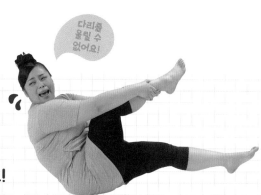
다리를
올릴 수
없어요!

☑ 다리를 올릴 수 없어요!
☑ 등이 동그랗게 굽어요!
☑ 무릎을 펴면 호흡이 힘들어요!

포동포동 맞춤 요가 왜가리 자세 ①

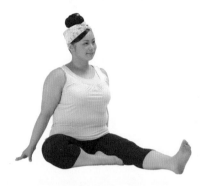

1 다리를 앞으로 뻗고 앉아
오른다리를 접어 발바닥을
왼쪽 허벅지 안쪽에 댄다.

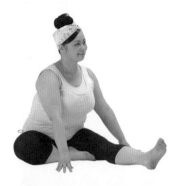

2 양손을 각각 다리 옆 바닥에 두고
숨을 내쉰다. 숨을 들이쉬면서
허리, 등, 목을 곧게 펴고
왼쪽 발끝을 세운다.

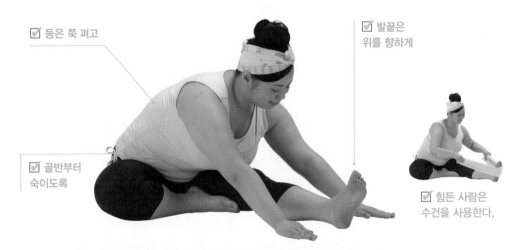

☑ 등은 쭉 펴고

☑ 발끝은
위를 향하게

☑ 골반부터
숙이도록

☑ 힘든 사람은
수건을 사용한다.

자세 완성 **3** 숨을 내쉬면서 골반부터 천천히 상체를 앞으로 숙이고,
양손을 바닥에 댄 채 멀리 뻗어 5회 호흡한다.
다리를 바꿔 똑같이 한다.

☑ **등이 동그랗게 굽어요!**

수건을 사용하면 더 편하게 할 수 있다. 골반을 세운 올바른 자세를 잊지 말자.
상체 숙이기(p.72)와 바로 누워 다리 기울이기(p.73)로 허리를 풀어주는 것이
포인트다.

워밍업
p.73

48

왜가리 자세 ❷

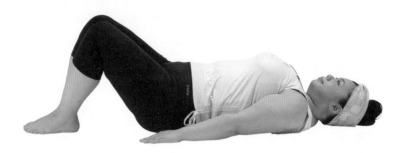

1 수건을 준비한 뒤, 바로 누워 무릎을 세운다.

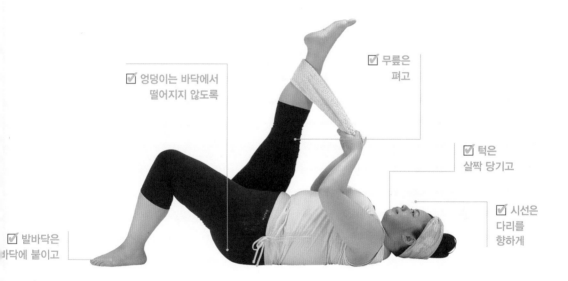

☑ 엉덩이는 바닥에서 떨어지지 않도록

☑ 무릎은 펴고

☑ 턱은 살짝 당기고

☑ 시선은 다리를 향하게

☑ 발바닥은 바닥에 붙이고

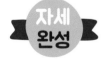
자세 완성

2 오른다리를 들어 올려 수건을 종아리에 걸고 숨을 내쉰다.
숨을 들이쉬면서 무릎을 펴고, 내쉬면서 다리를 편 채 수건을 당겨 5회 호흡한다.
다리를 바꿔 똑같이 한다.

☑ 무릎을 펴면 호흡이 힘들어요!

무릎은 억지로 펴지 않아도 된다. 무릎을 펴는 것보다 호흡에 집중한다. 호흡을 편하게 할 수 있는 다리 위치를 찾아가며 해보자.

49

삼각 변형 자세

효과 | 몸의 균형 회복, 얼굴 라인 교정, O자 다리 교정, 옆구리 군살 제거

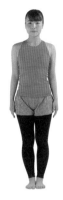

1 발바닥을 의식하면서 어깨 힘을 빼고, 천장에 매달린 느낌으로 똑바로 선다.

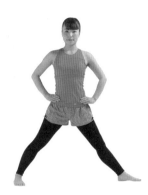

2 다리를 넓게 벌리고, 왼쪽 발끝은 옆으로, 오른쪽 발끝은 살짝 안쪽을 향하게 한다. 엉덩뼈는 정면을 향하고 숨을 내쉰다.

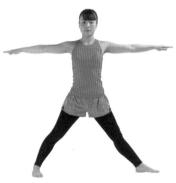

3 숨을 들이쉬면서 팔을 양옆으로 뻗어 어깨높이까지 올린다.

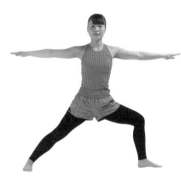

4 뒤꿈치 바로 위에 무릎이 오게 왼쪽 무릎을 굽힌다.

5 숨을 내쉬면서 상체를 왼쪽으로 기울이며 왼손으로 발 바깥쪽 바닥을 짚는다.

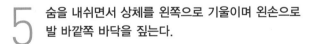

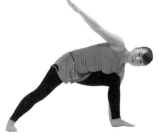

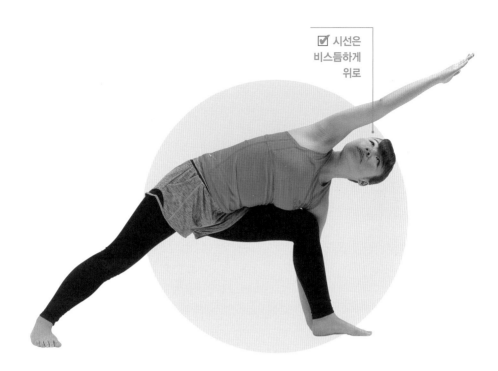

☑ 시선은
비스듬하게
위로

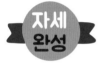

6 오른팔을 들어 귀 옆으로 쭉 뻗고 5회 호흡한다.
반대쪽도 똑같이 한다.

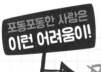

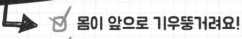 몸이 앞으로 기우뚱거려요!

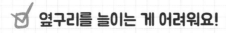 상체가 앞으로 기울어져요!

☑ 옆구리를 늘이는 게 어려워요!

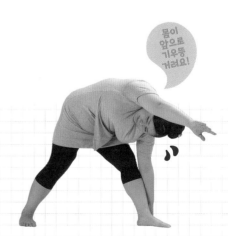

몸이
앞으로
기우뚱
거려요!

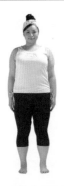

1 다리를 어깨너비로 벌리고
발바닥을 의식하면서
어깨 힘을 빼고, 천장에 매달린
느낌으로 똑바로 선다.

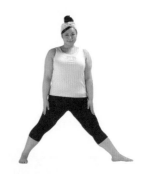

2 다리를 넓게 벌리고, 왼쪽 발끝은 옆으로,
오른쪽 발끝은 살짝 안쪽으로,
엉덩뼈는 정면을 향하게 한 뒤 숨을 내쉰다.

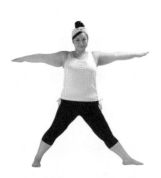

3 숨을 들이쉬면서 팔을 양옆으로
뻗어 어깨높이까지 올린다.

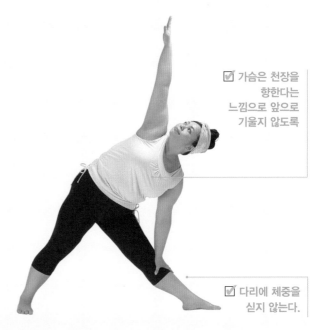

☑ 가슴은 천장을
향한다는
느낌으로 앞으로
기울지 않도록

☑ 다리에 체중을
실지 않는다.

**자세
완성**

4 숨을 내쉬면서 상체를 왼쪽으로 기울이며
왼손은 왼다리에 얹은 뒤, 위로 올린 오른손을 바라보며
5회 호흡한다. 반대쪽도 똑같이 한다.

☑ **상체가 앞으로 기울어져요!**

무리해서 상체를 기울이려고 하면 몸이 앞으로 쏠린다. 가슴이 움츠러들면 깊이 호흡하기 어렵다.
상체를 옆으로 기울였을 때 가슴이 천장을 바라보는 것을 최우선으로 두자.

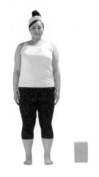

1 블록을 준비한다. 다리를 어깨너비로 벌리고 발바닥을 의식하면서 어깨 힘을 빼고, 천장에 매달린 느낌으로 선다.

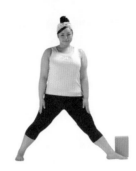

2 다리를 넓게 벌리고, 왼쪽 발끝은 옆으로, 오른쪽 발끝은 살짝 안쪽으로, 엉덩뼈는 정면을 향하게 한 뒤 숨을 내쉰다.

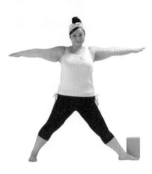

3 숨을 들이쉬면서 팔을 양옆으로 뻗어 어깨높이까지 올린다.

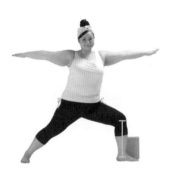

4 뒤꿈치 바로 위에 무릎이 오게 왼다리를 굽힌다.

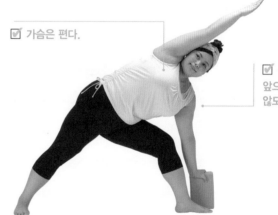

☑ 가슴은 편다.

☑ 상체가 앞으로 기울지 않도록

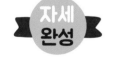

자세 완성

5 숨을 내쉬면서 상체를 왼쪽으로 기울이고, 왼손은 블록을 짚은 뒤, 오른팔은 귀 옆으로 쭉 뻗고 천장을 비스듬하게 바라보며 5회 호흡한다. 반대쪽도 똑같이 한다.

☑ **옆구리를 늘이는 게 어려워요!**

마무리 자세에서 옆구리에 자극을 느끼는 것이 좋다. 평소에 거의 쓰지 않아 굳어 있는 허리 근육이 자극된다는 증거다. 꾸준히 하면 몸이 개운해진다.

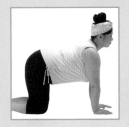 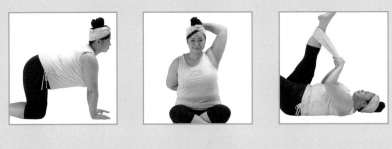 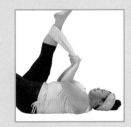

포동포동★요가를 할 때
이것만은 기억한다 ①

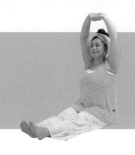

☐ 자세를 취할 때는 단전호흡(p.60~61)을 잊지 말 것.

☐ 마음에 드는 자세 3가지를 골라 매일 10~15분 정도 하면 효과가 좋다.

☐ 좌우 어느 쪽부터 시작하든 상관없다.

☐ 반동을 주거나 일어나는 등 급격하게 자세를 바꾸지 않는다.
   동작은 천천히 하는 것이 좋다.

☐ 힘들 때는 요가 중간중간에 완전 휴식 자세(p.62~63)를 넣어서 휴식을
   취한다.

☐ 워밍업(p.64~73)은 요가 시작 전에 하면 효과적이다.

☐ 수분을 틈틈이 보충하자.

☐ 목표는 몸의 개운함을 느끼는 것. 무리하지 않는 자세를 취한다.

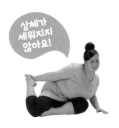

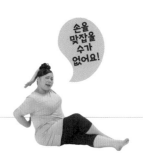

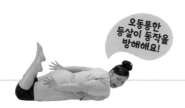

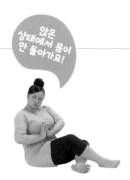

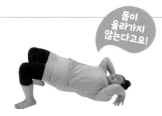

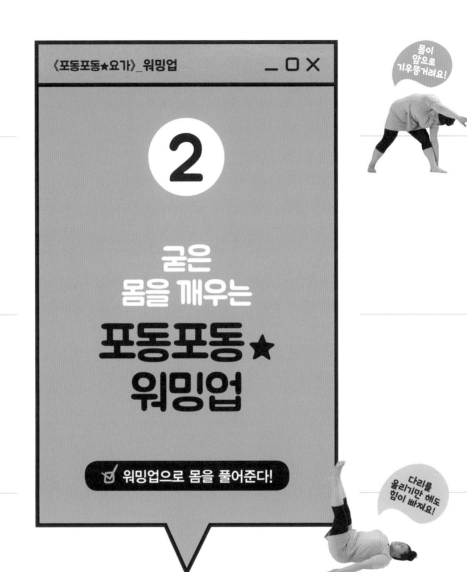

2

굳은
몸을 깨우는

포동포동★
워밍업

☑ 워밍업으로 몸을 풀어준다!

가슴과
배가
안 펴져요!

몸이
앞으로
기우뚱거려요!

다리를
올리기만 해도
힘이 빠져요!

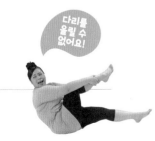

다리를
올릴 수
없어요!

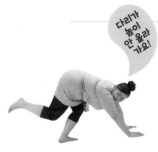

다리가
높이
안 올라
가요!

자세를 좀 더 부드럽게 취하고 싶다면
워밍업으로 몸을 풀어준다.
몸 구석구석을 깨워주면 몸의 반응이
좋아지고 편하게 움직일 수 있다!
본격적인 요가 전에 워밍업부터
시작한다.

몸을 이해하고 느낀다

인간의 몸은 200개 이상의
뼈로 이루어져 있다. 그 골격이
몸을 지탱하고, 근육이 몸을 움직인다.
요가 동작은 뼈의 위치를 바로잡고,
관절을 유연하게 해주며 근육을
풀어준다.
우선 몸에 정신을 집중해
몸을 이해하고, 자세를 잡을 때
어떤 관절과 근육에 자극이
느껴지는지 의식한다. 살찐 사람은
살 때문에 자극이 충분히 전달되지
않을 가능성도 있으므로 더욱
정신을 집중해야 한다.
요가는 몸을 앞으로 숙이고,
뒤로 젖히고, 비틀고, 머리와 심장의
위치를 바꾸는 등 여러 동작을 수행한다.
동작을 할 때 뼈와 근육의 위치를
의식하면서 움직이면 정확한 부위에서
반응이 온다. 자세를 편안하게 취할 수
있게 되어 효과가 높아지는 것이다.

마루뼈
(두정골)

뒤통수뼈
(후두골)

빗장뼈
(쇄골)

목뼈(경추)

어깨뼈
(견갑골)

갈비뼈
(늑골)

위팔뼈
(상완골)

등뼈(흉추)

팔꿈치관절
(주관절)

자뼈(척골)

허리뼈
(요추)

노뼈(요골)

엉치뼈(천골)

엉덩뼈(장골)

꼬리뼈(미골)

엉덩관절
(고관절)

엉덩이(좌골)

두덩뼈
(치골)

골반

넙다리뼈
(대퇴골)

무릎뼈
(슬개골)

정강이뼈
(경골)

종아리뼈
(비골)

복사뼈
(거골)

발뒤꿈치뼈
(종골)

☑ 척추는 층층이 쌓인 작은 뼈로 이루어져 있다.
요가를 하면 척추와 그 외 뼈의 위치가 바르게
자리 잡아 몸의 균형이 회복된다.

☑ 인간의 근육은 작은 것까지 합하면 400개가 넘는다.
요가 동작을 할 때는 평소에 쓰지 않던 근육까지 모두 쓰기 때문에 전신이 풀리고 유연해진다.

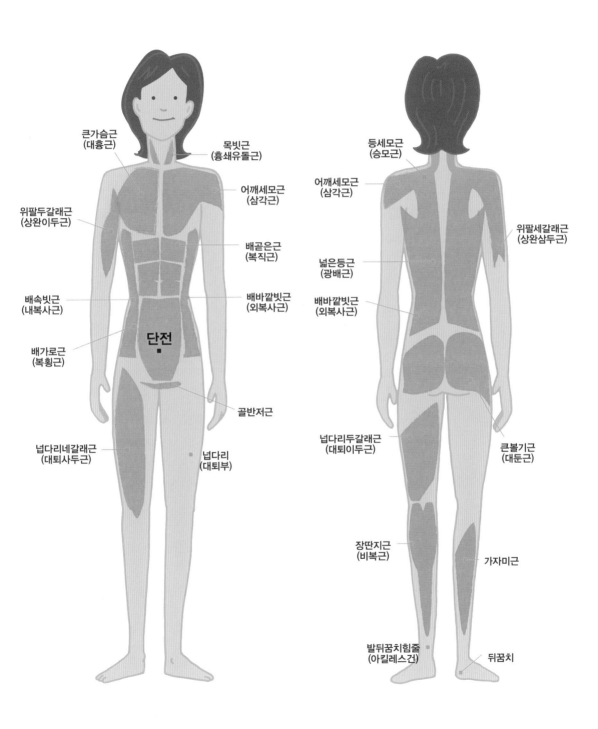

큰가슴근
(대흉근)

목빗근
(흉쇄유돌근)

어깨세모근
(삼각근)

위팔두갈래근
(상완이두근)

배곧은근
(복직근)

배속빗근
(내복사근)

배바깥빗근
(외복사근)

단전

배가로근
(복횡근)

골반저근

넙다리네갈래근
(대퇴사두근)

넙다리
(대퇴부)

등세모근
(승모근)

어깨세모근
(삼각근)

위팔세갈래근
(상완삼두근)

넓은등근
(광배근)

배바깥빗근
(외복사근)

넙다리두갈래근
(대퇴이두근)

큰볼기근
(대둔근)

장딴지근
(비복근)

가자미근

발뒤꿈치힘줄
(아킬레스건)

뒤꿈치

호흡이 가장 중요하다

요가에서 호흡은 아주 중요한 요소로, 깊이 들이쉬고 깊이 내쉬는,

즉 복부 근육을 사용해 호흡하는 단전호흡을 기본으로 한다.

복식호흡과 거의 비슷한 호흡법으로, 가부좌를 틀고 수련할 때도 쓴다.

단전은 인간의 생명 에너지가 모이는 곳으로, 배꼽 아래의 안쪽에 자리한다.

특정 지점point이라기보다 영역zone에 가깝다.

단전은 요가 자세와 호흡법의 효과를 높이는 데도 중요한 개념이므로

위치를 정확히 기억해두자 아래 사진 참고.

호흡은 코로 들이쉬고 코로 내쉬는 것이 기본이지만, 내쉴 때는 입으로 해도 상관없다.

숨을 완전히 내뱉고 나면 골반저근이 올라가고

엉치뼈 앞쪽에 힘이 모이는 듯한 느낌이 든다.

자세를 취할 때는 반드시 호흡과 함께하는데,

자세를 완성하고 나서도 한 번 더 단전호흡을 한다.

이렇게 하면 몸의 순환이 원활해지고 심신 안정 효과도 배가된다.

시간이 없을 때는 호흡만이라도 해보자.

전신의 대사를 촉진해 지방 연소와

군살 제거 효과가 높아진다.

마음도 한결 차분해진다.

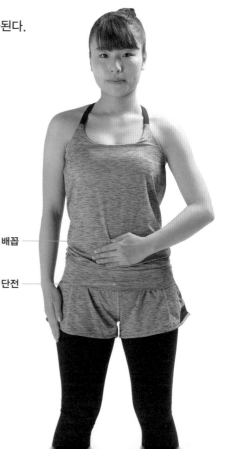

배꼽

단전

☒ 단전 위치

손가락을 가지런히 모아 배꼽에
엄지손가락을 댔을 때 새끼손가락이
닿을 정도의 위치로, 몸속 엉치뼈의 앞부분.

요가의 호흡 단전호흡

☿ 들이쉬기

1 일단 숨을 완전히 내뱉는다.

2 단전에 집중하며 천천히 코로 숨을 들이쉰다.
이때 배를 부풀린다.

3 끝까지 다 들이쉰 뒤 움직임이 없는
공백 상태를 음미한다.

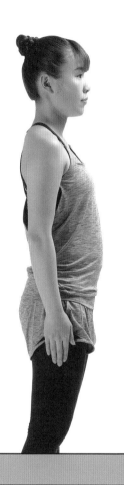

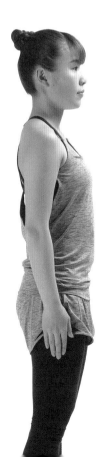

☿ 내쉬기

4 단전에 집중해 몸에 힘을 살며시 빼면서
천천히 코로 숨을 다 뱉어낸다.
입으로 해도 OK(편한 방법으로).

5 끝까지 다 내뱉은 뒤 움직임이 없는
공백 상태를 음미한다.

몸과 마음을 쉬게 한다

완전 휴식 자세송장 자세는 요가 자세 앞뒤에 넣으면 좋다. 전신을 이완하는 이 자세를
중간중간에 취하면 긴장과 이완이라는 리듬이 생겨 혈액순환이 더 원활해진다.
완전 휴식 자세는 바로 누워서 하는 기본자세 외에도 엎드리거나 무릎 꿇고 하는 자세가 있다.

기본 완전 휴식 자세는 모든 요가 자세와 잘 어울린다.
발끝, 발목, 무릎, 허벅지, 손끝, 팔, 어깨, 등, 허리, 가슴, 배, 목, 얼굴, 어금니와 눈 속,
이마까지 온몸에 힘을 천천히 뺀다. 몸을 대지에 맡기고 녹아든다는 느낌이다.
엎드린 완전 휴식 자세는 엎드려서 하는 요가 앞뒤에, 꿇어앉은 완전 휴식 자세는 머리를 아래로
하는 요가 다음에 하면 적합하다. 몇 가지 자세를 연달아 할 때는 연속 동작이 끝난 사이사이에 넣어
휴식을 취하면 좋다.

실제로는 힘을 빼는 것이 어렵게 느껴질 수도 있다. 그만큼 몸에 늘 힘이 들어가 있다는 뜻이다.
힘을 빼는 것도 요가의 핵심 중 하나이므로 충분히 이완하는 데서 느끼는 편안함을 경험해보자.

☿ 기본 완전 휴식 자세

바로 누워 다리를 가볍게 벌리고, 손바닥을 위로 향하게 해 양팔을 편하게 펼친다.
눈은 살짝 감고, 느긋하게 호흡을 반복한다.

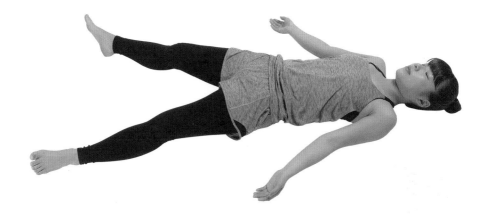

완전 휴식 자세 송장 자세

☒ 엎드린 완전 휴식 자세

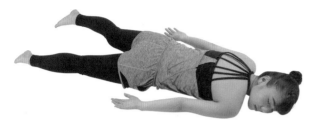

1 엎드려 다리를 가볍게 벌리고
손바닥을 위로 향하게 해
팔을 뻗는다.
얼굴은 편한 방향으로
돌리고, 눈은 살짝 감은 채
천천히 호흡을 반복한다.

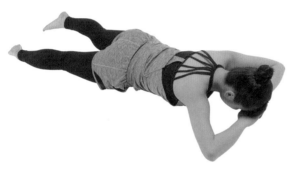

2 다리를 가볍게 벌리고 양손을
포갠 뒤 손 위에 이마를 대고,
눈을 살짝 감은 채 천천히
호흡을 반복한다.

☒ 꿇어앉은 완전 휴식 자세

1 상체를 앞으로 숙여 이마를 바닥에
댄다. 팔꿈치가 얼굴 옆에 오게
손을 바닥에 대고 눈을 감는다.
어깨에 힘을 빼고 자연스럽게
호흡을 반복한다.

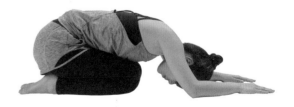

2 손바닥이 위를 향하게 해
팔을 발 쪽으로 뻗는다. 어깨와
팔꿈치에 힘을 빼고 눈을 감은 채
편안하게 호흡을 반복한다.

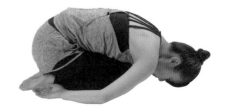

온몸 구석구석을 깨운다

워밍업은 굳은 몸을 풀어 깨워줄 뿐 아니라 요가 효과를 높이는 데도 도움이 된다.
몸의 감각이 깨어나 움직임이 한결 수월해진다. 발끝부터 손끝, 머리 순으로 풀어주자.
시간이 없을 때는 개운해지는 몇 개의 동작만 해도 좋다.

☿ 다리 워밍업 **효과** | 뻣뻣해지기 쉬운 발가락을 풀어 혈액순환을 원활하게 한다.

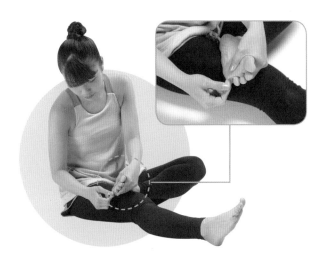

1 다리를 뻗고 앉아 한쪽 발을
다른 쪽 허벅지 위에 올린다.
새끼발가락부터 하나씩 잡고
숨을 내쉬면서 순서대로
모든 발가락을 돌린다.
한 방향으로 각각 10~20회 돌린 뒤,
반대 방향으로도 돌린다.

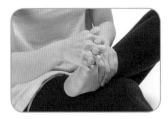

2 발가락 사이에 손가락을 끝까지 끼우고
다른 손으로 발목을 잡은 채 숨을 내쉬면서
크게 원을 그리듯 천천히 발목을 돌린다.
한 방향으로 10~20회 돌린 뒤, 반대
방향으로도 돌린다.

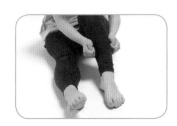

3 양손으로 가볍게 주먹을 쥐고,
종아리에서 허벅지까지 다리 전체를
가볍게 두드린다. 한쪽 다리가 끝나면
반대쪽 다리도 1~3번까지 똑같이 한다.

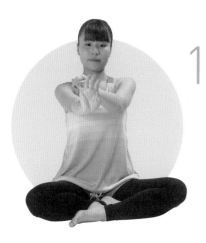

1 팔을 앞으로 뻗어 손끝을 위로 향하게 한 뒤, 다른 손으로 새끼손가락을 잡고 손가락 안쪽을 늘이듯 숨을 내쉬면서 몸 쪽으로 당긴다. 새끼손가락부터 엄지손가락까지 순서대로 한다.

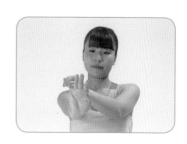

2 손바닥을 바깥쪽으로, 손끝을 아래로 향하게 한다. 다른 손으로 1번과 같은 방법으로 엄지손가락부터 새끼손가락까지 모두 당긴다. 1~2번까지 끝나면 손을 바꿔 똑같이 한다.

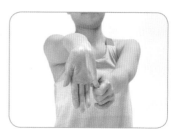

3 주먹을 가볍게 쥐고 다른 팔 전체를 손목부터 어깨까지 가볍게 두드린다. 손을 바꿔 똑같이 한다.

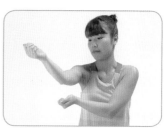

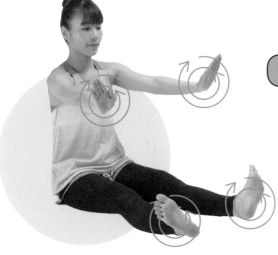

⋈ **팔과 다리 워밍업**

다리를 어깨너비로 벌려 쭉 뻗고, 양팔을 어깨높이에서 앞으로 뻗는다. 손끝과 발끝은 위로 향하게 하고, 손바닥과 발바닥을 앞으로 쭉 내민 상태에서 숨을 내쉬면서 손목과 발목을 양방향으로 각각 10~20회 돌린다.

앞뒤로 움직이기

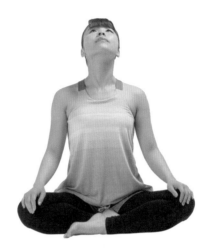

1 편하게 앉아 엉덩이를 바닥에 붙이고 골반을 고정한다.
숨을 들이쉬면서 천천히 턱을 든다.

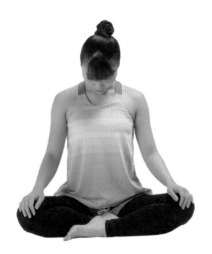

2 숨을 내쉬면서 턱을 당겨 부드럽게 목뒤를 늘인다.
5회 반복한다.

좌우로 움직이기

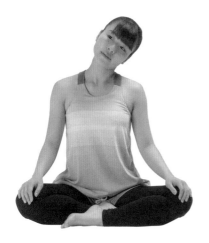 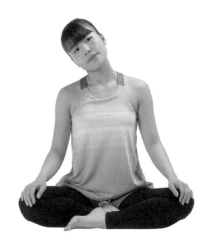

1 편하게 앉아 엉덩이를 바닥에 붙이고
골반을 고정한다. 숨을 들이쉬면서
허리를 곧게 펴고, 내쉬면서 천천히
고개를 옆으로 기울인다.

2 숨을 들이쉬면서 고개를 세웠다가
내쉬면서 반대쪽으로 기울인다.
5회 반복한다.

옆 보기

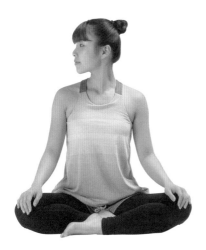 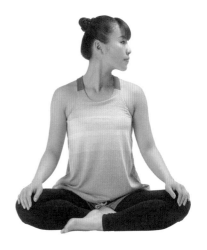

1 편하게 앉아 엉덩이를 바닥에 붙이고
골반을 고정한다. 숨을 들이쉬면서
허리를 곧게 펴고, 내쉬면서 천천히
얼굴을 옆으로 돌린다.

2 고개를 돌려 정면을 보고
다시 숨을 내쉬면서 반대쪽으로
돌린다. 5회 반복한다.

어깨 돌리기

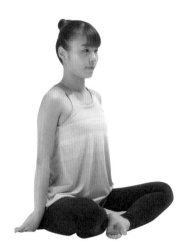

1 편하게 앉아 엉덩이를 바닥에 붙이고
골반을 고정한다. 숨을 들이쉬면서
골반과 허리를 세운다.

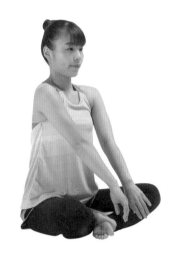

2 숨을 내쉬면서 어깨와 팔을 앞으로
모아 등 쪽의 날개뼈를 편다.

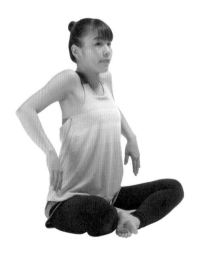

3 숨을 들이쉬면서 팔을 뒤로 하며
어깨를 그대로 올린다.

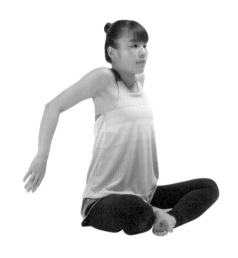

4 숨을 내쉬면서 날개뼈를 조이듯
어깨를 내리고 처음 자세로
돌아온다. 같은 방향으로 5회,
반대 방향으로도 5회 한다.

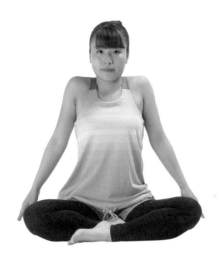

1 편하게 앉아 엉덩이를 바닥에 붙이고 골반을 고정한다.
숨을 들이쉬면서 어깨를 들어 올린다.

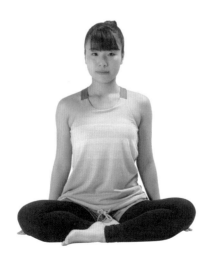

2 숨을 내쉬면서 단숨에 어깨를 내려 힘을 뺀다.
5~10회 반복한다.

고관절 파닥파닥

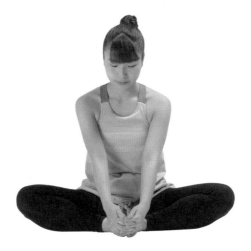

1. 책상다리하듯이 앉아 양 발바닥을 붙인다. 손으로 발을 잡아 뒤꿈치를 최대한 몸 안쪽으로 붙인다.

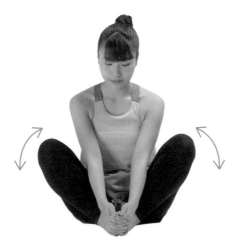

2. 숨을 내쉬면서 경쾌하게 무릎을 위아래로 파닥거린다. 30~50회 반복한다.

무릎 기울이기

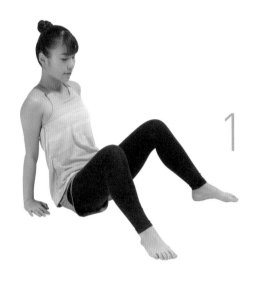

1 바닥에 앉아 무릎을 가볍게 세우고,
발은 어깨너비로 벌린 뒤 손으로 엉덩이 뒤쪽 바닥을
짚는다.

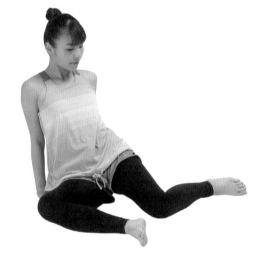

2 허벅지 안쪽부터 움직인다는 느낌으로
숨을 내쉬면서 양 무릎을 오른쪽으로 기울인다.

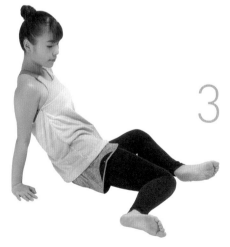

3 숨을 들이쉬면서 처음 자세로 돌아온 뒤,
내쉬면서 다시 양 무릎을 왼쪽으로 기울인다.
30회 반복한다.

상체 숙이기

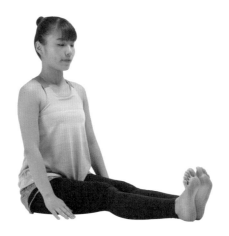

1 바닥에 앉아 다리를 모아 앞으로 뻗는다. 발끝은 위를 향하게 하고 손은 각각 허벅지 옆 바닥에 둔다.

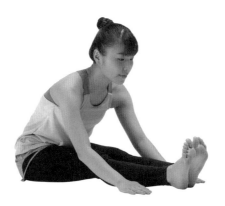

2 골반부터 숙이는 느낌으로 숨을 내쉬면서 상체를 앞으로 천천히 움직인다. 30회 반복한다.

바로 누워 다리 기울이기

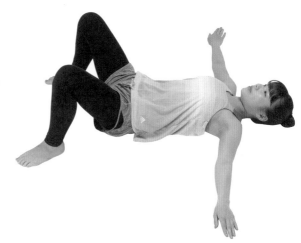

1 바로 누워 무릎을 벌려 가볍게 세운다.
손바닥은 바닥을 향하게 해 팔을
어깨높이에서 양옆으로 뻗는다.

2 숨을 내쉬면서 양다리를
오른쪽 바닥으로 내려
허리를 비튼다.

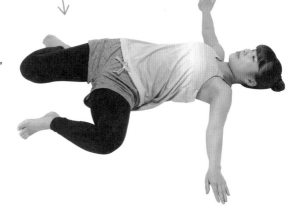

3 숨을 들이쉬면서 처음 자세로 돌아온 뒤,
내쉬면서 다시 양다리를 왼쪽 바닥으로
내린다. 30~50회 반복한다.

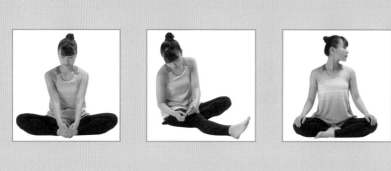

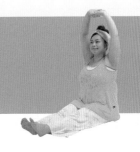

포동포동★요가를 할 때
이것만은 기억한다 ②

Q 요가할 때 어떤 옷을 입으면 좋을까요?

A 너무 꽉 끼는 옷은 피한다. 유행하는 요가복이 아니어도 괜찮다.
편한 옷을 입고 브래지어나 거들은 벗는 것이 좋다.

Q 하루 중 언제 하면 효과가 좋을까요?

A 언제 해도 상관없지만 일어난 직후나 잠자기 전이 특히 효과가 좋다. 밥이나 술을
먹은 뒤, 반신욕을 한 직후에는 몸 상태가 평소와 다르니 피하는 게 좋다.

Q 매일 해도 괜찮을까요?

A 매일 한다면 그야말로 엄지 척이다. 가능하면 매일 다른 자세를 취해보자.
이상적인 운동 시간은 하루 10~15분이다.

Q 생리나 임신 중에 해도 괜찮을까요?

A 몸 상태가 좋을 때는 괜찮지만, 생리통이 심하다거나 컨디션이 나쁠 때는 하지
않는다. 임신부는 반드시 의사와 상의한 뒤에 하자.

Q 허리와 무릎이 아픈 사람도 할 수 있나요?

A 움직일 때마다 아프다면 통증이 가라앉은 뒤에 하는 것이 좋다.
이따금 아프다면 의사와 상의한 뒤 결정한다.

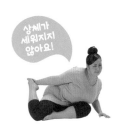

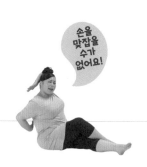

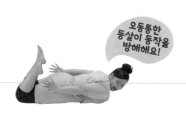

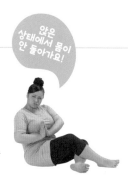

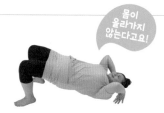

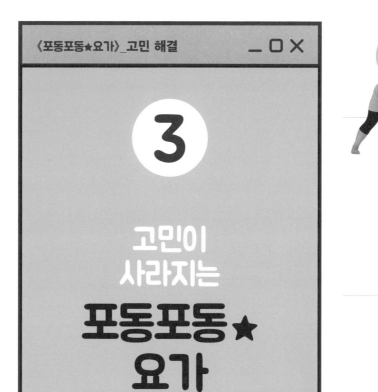

몸이
앞으로
기우뚱거려요!

가슴과
배가
안 펴져요!

3

고민이
사라지는

포동포동★
요가

✅ 일상의 고민을 해결한다

다리를
올리기만 해도
힘이 빠져요!

다리를
올릴 수
없어요!

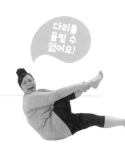

다리가
높이 올라
안 올라
가요!

허리 통증, 어깨 결림, 볼록한 배, 몸에 쌓인 독소…….
건강과 미용에 관한 고민이 있다면 맞춤 요가
프로그램을 따라 해보자. 몇 가지 자세를 조합해
몸의 균형을 회복할 수 있다. 포동포동하거나
뻣뻣한 사람도 할 수 있는 간단한 자세이므로
가벼운 마음으로 시작해보자.

짜증이 가라앉는다

잠들어 있는 속근육을 자극해서 활성화한다. 경직된 근육이 풀리고, 마음이 편안해진다.

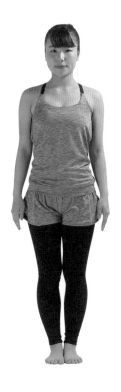

1 발바닥을 의식하면서 천장에 매달린 느낌으로
똑바로 선다.

2 다리를 넓게 벌리고, 왼발은 옆으로,
오른발은 살짝 안쪽을 향하게 한다.
손은 엉덩뼈에 올리고 배꼽은 정면을
향하게 한 뒤 숨을 내쉰다.

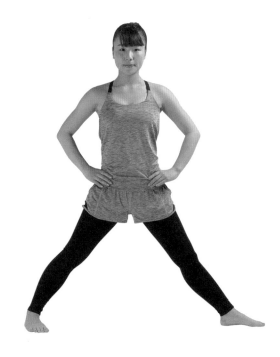

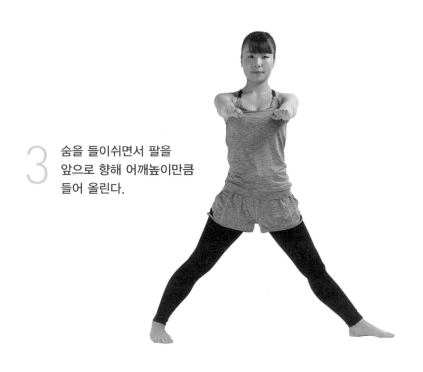

3 숨을 들이쉬면서 팔을
앞으로 향해 어깨높이만큼
들어 올린다.

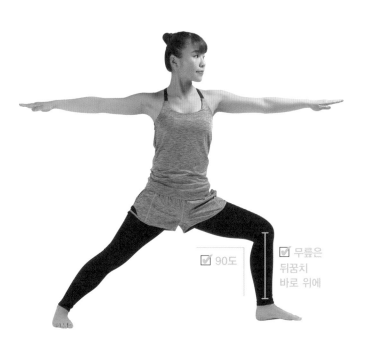

☑ 90도

☑ 무릎은
뒤꿈치
바로 위에

4 숨을 내쉬면서
팔을 양옆으로 뻗고,
왼쪽 무릎을 굽힌 뒤
왼쪽 끝을 바라본다.
골반을 세우고
5회 호흡한다.

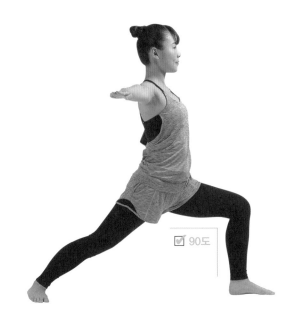

5 숨을 들이쉬면서 상체를 단전부터 왼쪽으로 비틀고, 발끝과 엉덩뼈의 방향이 나란히 되게 한다.

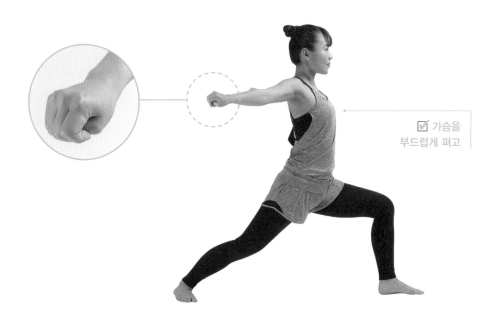

6 숨을 내쉬면서 주먹을 쥐고 양팔을 뒤쪽으로 쭉 펼쳐 날개뼈를 모은 뒤 5회 호흡한다. 이때 뒤쪽 다리의 무릎은 펴고 뒤꿈치로 바닥을 힘껏 민다.

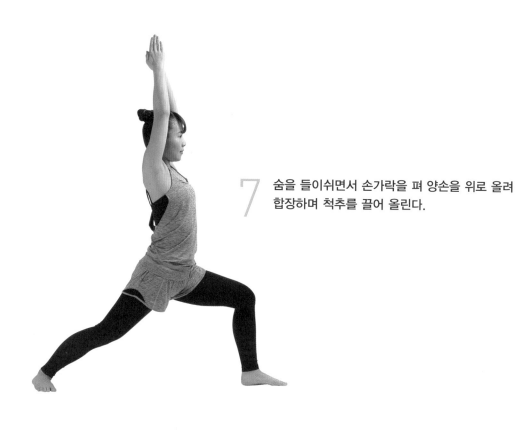

7 숨을 들이쉬면서 손가락을 펴 양손을 위로 올려
합장하며 척추를 끌어 올린다.

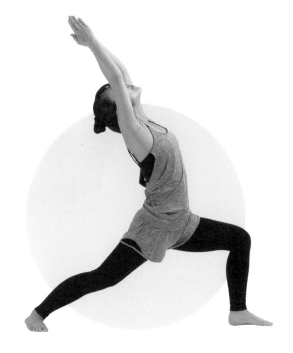

8 숨을 내쉬면서 상체를 뒤로 젖히고
손을 바라보며 5회 호흡한다.
이때 뒤쪽 다리의 무릎은 펴고,
뒤꿈치로 바닥을 힘껏 민다.
처음으로 돌아가 다리를 바꿔
똑같이 한다.

허리 통증이 사라진다

허리, 엉덩이, 허벅지 뒤쪽 근육을 풀어 혈액순환을 촉진한다. 동시에 복근이나 등 근육을
강화해 허리를 튼튼하게 한다.

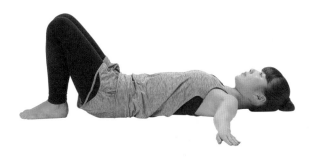

1 바로 누워 다리를 모아 무릎을 세운다. 손바닥은 바닥을 향하게 해
팔을 어깨높이에서 양옆으로 쭉 뻗은 뒤 숨을 내쉰다.

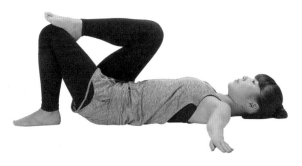

2 숨을 들이쉬면서 오른다리를 들어 올려 발바닥을 왼쪽 무릎에 얹고,
양팔을 좀 더 멀리 쭉 뻗는다.

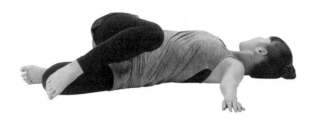

3 숨을 내쉬면서 오른다리를 왼쪽으로 기울이고, 얼굴은 오른쪽으로 돌려
오른쪽 손끝을 바라보며 5회 호흡한다. 숨을 들이쉬면서 처음 자세로 돌아오고,
숨을 한 번 내뱉으면서 힘을 뺀다. 반대쪽도 똑같이 한다.

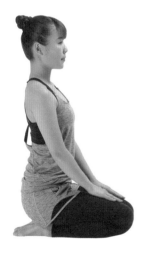

4 엄지발가락이 포개지지
않게 무릎을 꿇고 앉는다.

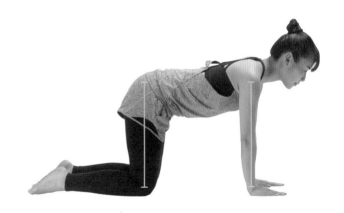

5 엉덩이를 들면서 손과 무릎을 바닥에 대고
엎드린다. 손은 어깨 바로 아래에,
무릎은 고관절 바로 아래에 오게 한 뒤
숨을 내쉰다.

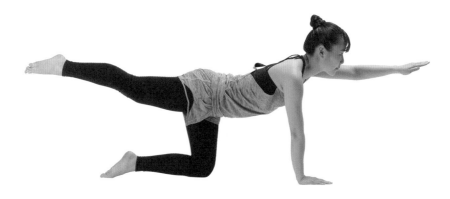

6 숨을 들이쉬면서 왼팔을 앞으로 뻗고, 내쉬면서 오른다리를 들어
뒤로 뻗는다. 왼손을 바라보며 5회 호흡한다. 숨을 들이쉬면서
5번 자세로 돌아와 반대쪽도 똑같이 한다.

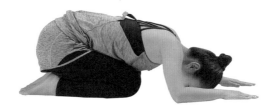

7 양쪽 모두 한 뒤 무릎을 꿇고 앉는다. 상체를 숙여 이마를 바닥에 대고,
양손은 얼굴 옆 바닥에 놓고 호흡을 가다듬는다.

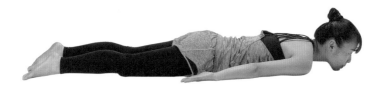

8 바닥에 턱을 대고 완전히 엎드린다

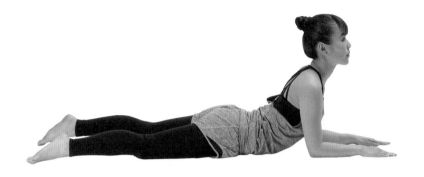

9 다리를 어깨너비로 벌리고 상체를 일으킨 뒤, 팔꿈치를 어깨 바로 아래에 두고
숨을 내쉰다. 숨을 들이쉬며 단전을 바닥에 밀어붙이면서 척추를 끌어 올린다.
다시 숨을 내쉬면서 어깨를 내리고 목을 펴 5회 호흡한다.

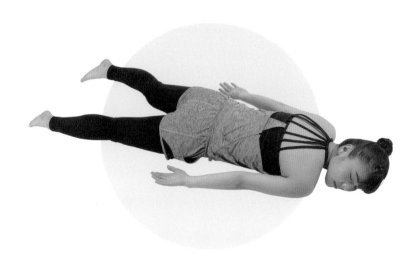

10 숨을 들이쉬면서 상체를 내리고, 숨을 내쉬면서 완전 휴식 자세를 취한 뒤
힘을 뺀다.

수족냉증과 부종이 사라진다

혈액과 림프의 흐름을 원활하게 해 신진대사를 활발하게 만든다. 쌓여 있던 노폐물도 말끔히 배출해 순환을 돕는다.

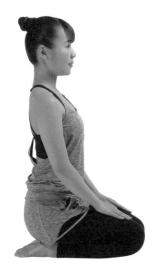

1 엄지발가락이 포개지지 않게
무릎을 꿇고 앉는다.

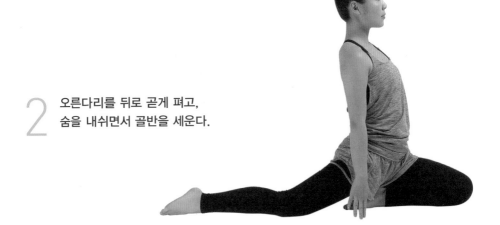

2 오른다리를 뒤로 곧게 펴고,
숨을 내쉬면서 골반을 세운다.

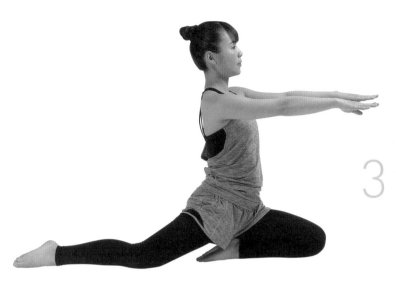

3 숨을 들이쉬면서
팔을 앞으로 향해
어깨높이만큼 들어 올린다.

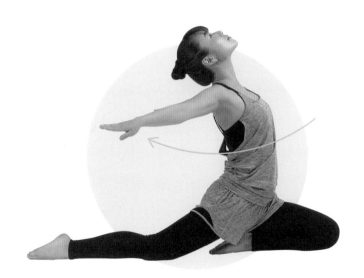

4 숨을 내쉬면서 팔을 양옆으로 벌린다. 뒤쪽까지 밀면서 등 쪽의 날개뼈를 모으고
턱을 들어 천장을 바라보며 5회 호흡한다. 숨을 들이쉬면서 처음 자세로 돌아온다.
숨을 내쉬고 호흡을 가다듬으면서 다리를 바꿔 똑같이 한다.
양쪽 모두 한 뒤 처음 자세로 돌아와 호흡을 가다듬는다.

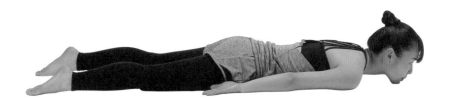

5 바닥에 엎드려 다리를 어깨너비로 벌린다. 손바닥은 위를 향하게 해
 팔을 겨드랑이에 바싹 붙여 아래로 뻗은 뒤 숨을 내쉰다.

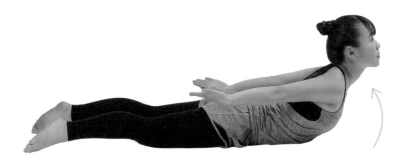

6 숨을 들이쉬면서 턱, 가슴, 양팔을 천천히 들어 올린다.

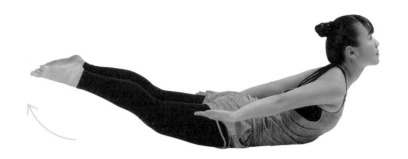

7 숨을 내쉬면서 허벅지 끝 부위부터 다리를 들어 올려 5회 호흡한다.
단전에 집중하면서 발끝은 멀리 뻗는다.

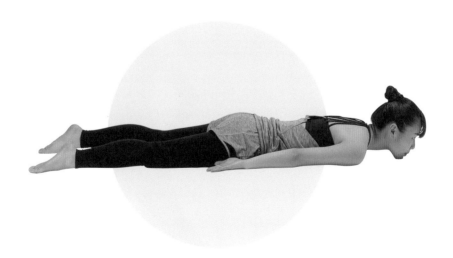

8 숨을 들이쉬면서 5번 자세로 돌아와 내쉬면서 힘을 뺀다. 호흡을 가다듬는다.

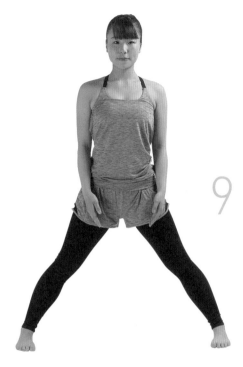

9 바로 선 자세에서 다리를 넓게 벌리고,
발끝은 앞을 향하게 한다.

10 양손을 엉덩뼈에 올리고
배꼽이 정면을 향하게 한다.

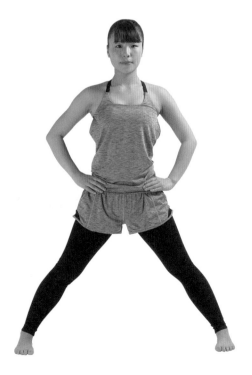

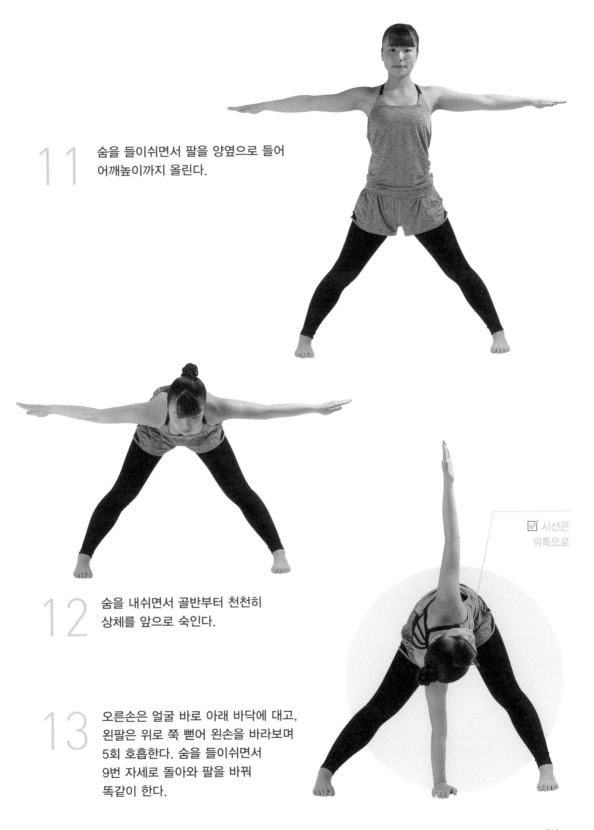

11 숨을 들이쉬면서 팔을 양옆으로 들어
어깨높이까지 올린다.

12 숨을 내쉬면서 골반부터 천천히
상체를 앞으로 숙인다.

☑ 시선은
위쪽으로

13 오른손은 얼굴 바로 아래 바닥에 대고,
왼팔은 위로 쭉 뻗어 왼손을 바라보며
5회 호흡한다. 숨을 들이쉬면서
9번 자세로 돌아와 팔을 바꿔
똑같이 한다.

어깨 결림이 사라진다

날개뼈 주변을 천천히 움직여 혈액순환을 개선하고 근육을 풀어준다. 등, 옆구리, 가슴 근육을 잘
풀어주어 어깨 결림을 예방한다.

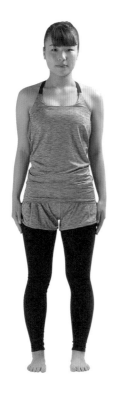

1 다리는 어깨너비로 벌리고 발끝은 앞을 향하게 해
천장에 매달린 느낌으로 똑바로 선다.
숨을 내쉬면서 어깨에 힘을 빼고 호흡을 가다듬는다.

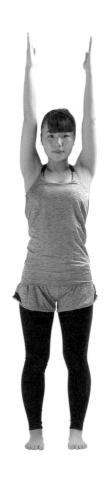

2 숨을 들이쉬면서 발로 바닥을 밀고 팔을
앞쪽으로 들어 올리면서 위쪽까지 쭉 뻗어
척추를 끌어 올린다.

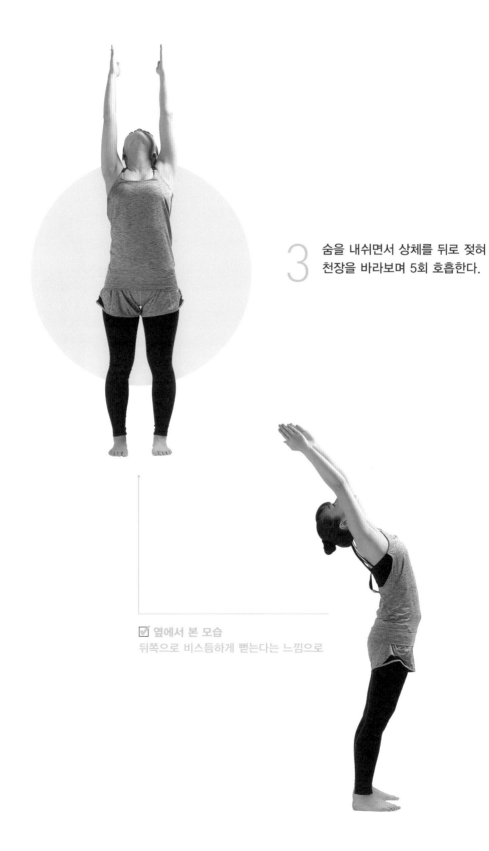

3 숨을 내쉬면서 상체를 뒤로 젖혀
천장을 바라보며 5회 호흡한다.

☑ 옆에서 본 모습
뒤쪽으로 비스듬하게 뻗는다는 느낌으로

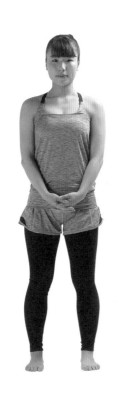

4 숨을 들이쉬면서 천천히 상체를 바로 하고,
내쉬면서 팔을 내린 뒤 배 앞에서 깍지를 낀다.

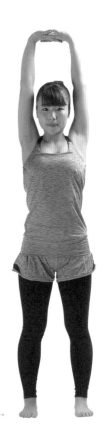

5 숨을 들이쉬면서 팔을
들어 올리고, 내쉬면서
손바닥을 뒤집어 천장을
밀 듯이 척추를 끌어 올린다.

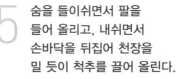

☑ 양발은 바닥을
미는 느낌

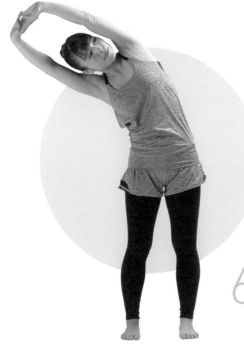

6 척추를 끌어 올린 상태에서 숨을 내쉬면서 상체를
오른쪽으로 기울인 뒤 천장을 바라보며 5회 호흡한다.
다시 몸을 세웠다가 반대쪽도 똑같이 한다.

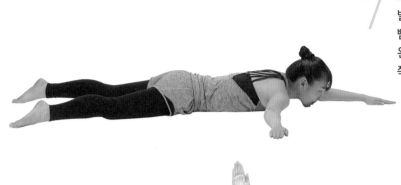

7 바닥에 엎드려 다리를 넓게
벌린다. 오른팔은 옆으로
뻗어 손바닥을 바닥에 대고,
왼팔은 귀 옆에 붙여서 앞으로
쭉 뻗고 숨을 내쉰다.

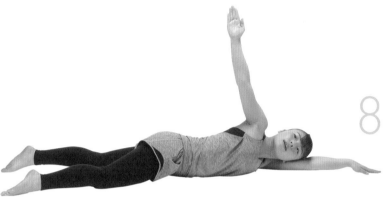

8 숨을 들이쉬면서 오른팔을
위로 들어 올린다.
발등은 계속 바닥에 댄다.

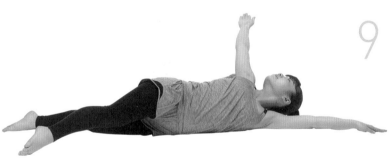

9 숨을 내쉬면서 배를 들어 올려
오른팔을 뒤로 보낸다는
느낌으로 상체를 비틀고,
머리는 편하게 둔 상태로
5회 호흡한다. 발목은 뒤집히지
않도록 한다. 손을 바꿔 반대쪽도
똑같이 한다.

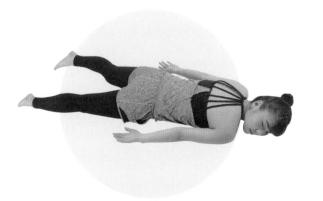

10 양쪽 모두 끝나면
완전 휴식 자세로 힘을 뺀다.

뱃살이 빠진다

복부 주변에 충분한 자극을 주어 배를 날씬하게 만든다. 단전을 의식하면서 자세를 따라 하면 더 효과적이다.

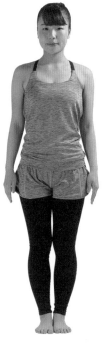

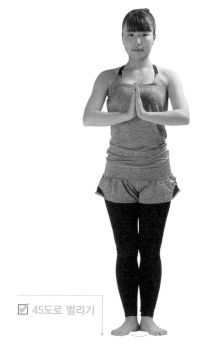

☑️ 45도로 벌리기

1 발바닥을 의식하면서 천장에 매달린 느낌으로 똑바로 선다.

2 뒤꿈치는 붙인 채 발끝은 30~45도로 벌리고, 가슴 앞에서 합장한 뒤 숨을 내쉰다.

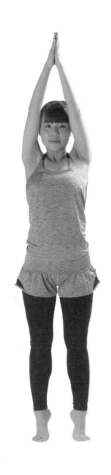

3 숨을 들이쉬면서 합장한 손을 위로 올리고,
척추를 끌어 올리면서 뒤꿈치도 든다.

4 숨을 내쉬면서 무릎을 발끝 방향으로
살짝 굽히고, 뒤꿈치를 붙인 뒤 5회 호흡한다.
이때 앞쪽으로 몸이 기울지 않도록 주의한다.

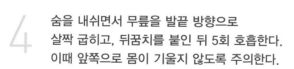

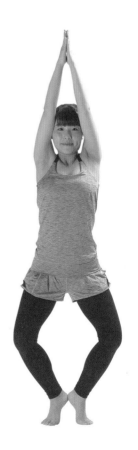

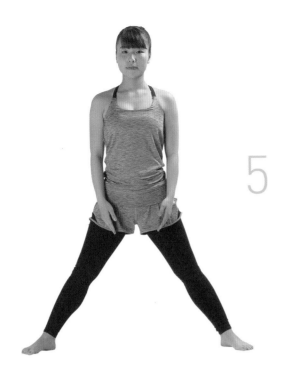

5 숨을 들이쉬면서 손과 뒤꿈치를 내리고,
내쉬면서 호흡을 가다듬는다.
다리는 좌우로 넓게 벌리고
발끝은 살짝 바깥을 향하게 한다.

6 손은 깍지를 껴 뒤통수에 대고
숨을 내쉰다. 숨을 들이쉬면서
골반을 세우고, 팔꿈치는
등과 평행이 되도록 펼친다.

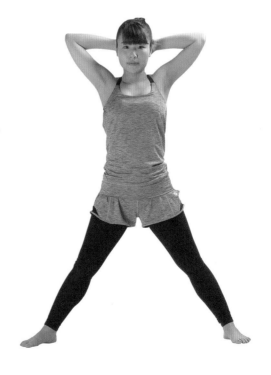

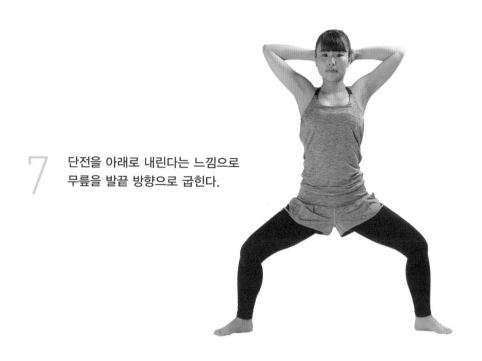

7 단전을 아래로 내린다는 느낌으로
무릎을 발끝 방향으로 굽힌다.

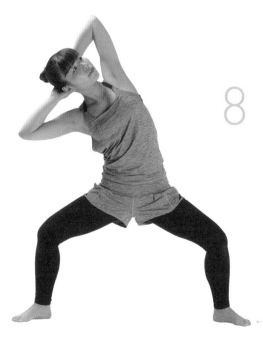

8 숨을 내쉬면서 상체를 오른쪽으로 기울여
비스듬하게 천장을 바라보며 5회 호흡한다.
숨을 들이쉬면서 몸을 세운 뒤 내쉬면서
반대쪽도 똑같이 한다. 양쪽 모두 끝나면
5번 자세로 돌아와 팔을 내리고 편하게
호흡한다.

☑ 엄지발가락에 힘을 주면
휘청거리지 않는다.

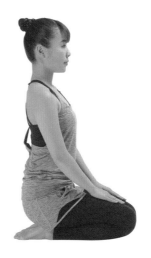

9 엄지발가락이 포개지지 않게 무릎을 꿇고 앉는다.

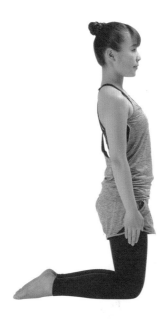

10 엉덩이를 들어 올려 무릎을 꿇고 선다.

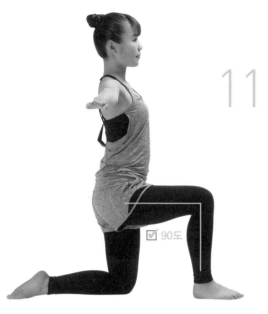

11 오른발을 앞으로 빼 무릎 바로 아래에
뒤꿈치가 오도록 세우고, 숨을 내쉬면서
골반을 세운다. 숨을 들이쉬면서
팔을 양옆으로 뻗는다.

☑ 90도

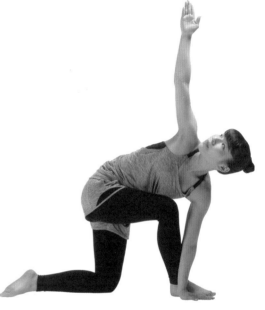

12 숨을 내쉬면서 몸을 앞으로 기울여
단전부터 상체를 바깥쪽으로 비튼 뒤
왼손은 오른발 바깥쪽 바닥을 짚고,
오른팔은 위로 쭉 뻗어
손을 바라보며 5회 호흡한다.
오른손을 내리고 10번 자세로
돌아와 반대쪽도 똑같이 한다.

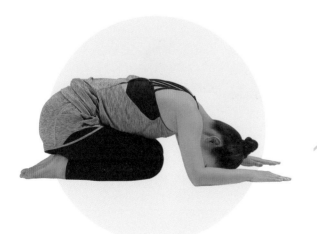

13 양쪽 모두 끝나면 9번 자세로
돌아와 상체를 앞으로 숙여
이마를 바닥에 대고 힘을 뺀다.

디톡스 효과를 높인다

허리와 등 근육을 풀고 적당한 자극을 주어 위장 운동을 활성화한다. 노폐물을 배출해 체내를
정화한다.

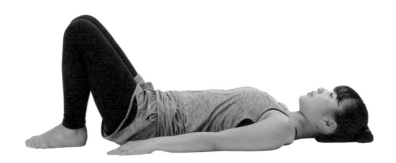

1 바로 누워 무릎을 세우고 숨을 내쉬며 몸에 힘을 뺀다. 손은 몸 옆에 둔다.

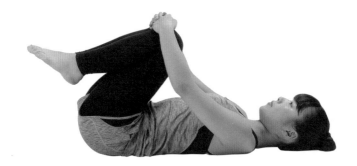

2 숨을 들이쉬면서 손으로 다리를 당겨 끌어안는다.

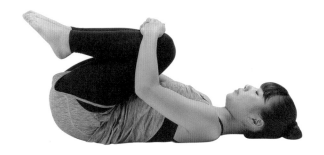

3 숨을 내쉬면서 무릎을 가슴으로 끌어당기고 턱을 당겨 5회 호흡한다.
숨을 들이쉬면서 처음 자세로 돌아오고, 내쉬면서 힘을 뺀다.

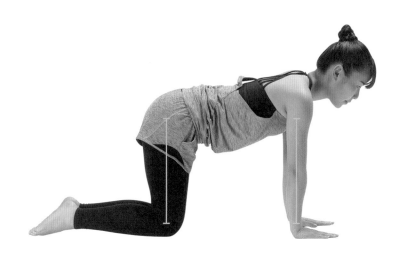

4 무릎을 꿇고 앉았다가 엉덩이를 들면서 손과 무릎을 바닥에 대고
엎드린다. 손은 어깨 바로 아래에, 무릎은 고관절 바로 아래에 오게 한다.

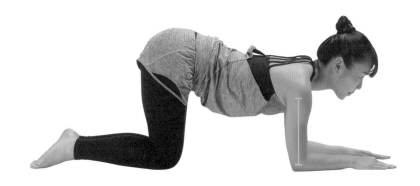

5 팔꿈치는 어깨 바로 아래에 둔 뒤 손끝까지 평행하게 뻗고 숨을 내쉰다.

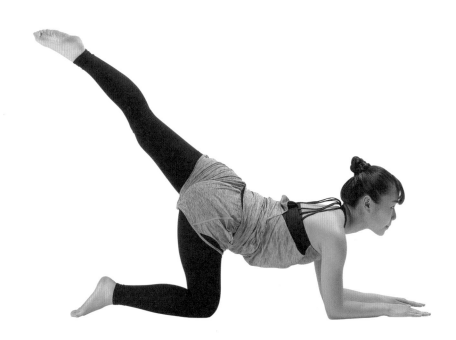

6 숨을 들이쉬면서 목을 펴고, 내쉬면서 왼다리를 뒤로 들어 올린다.
무릎부터 발끝까지 쭉 뻗어 5회 호흡한다. 팔꿈치는 벌어지지 않도록 한다.
숨을 들이쉬면서 왼다리를 내리고 무릎을 모은 뒤, 내쉬면서 호흡을 가다듬는다.
오른다리를 들어올려, 반대쪽도 똑같이 한다. 호흡에 유의한다.

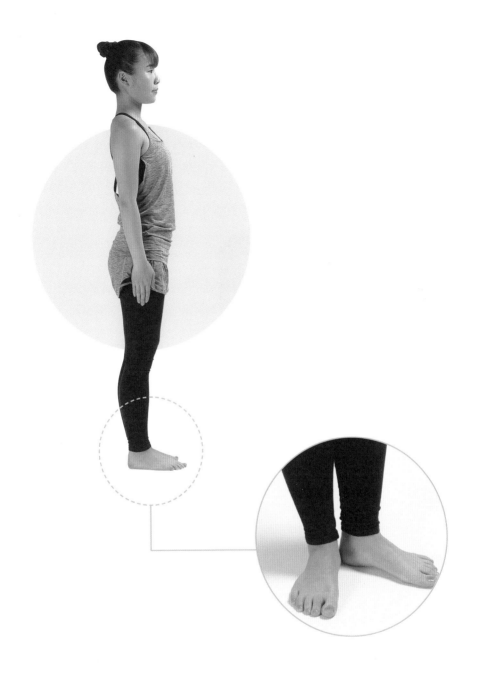

7 발바닥을 의식하면서 천장에 매달린 느낌으로 똑바로 선다.
뒤꿈치를 붙인 채 왼발을 45도로 벌린다.

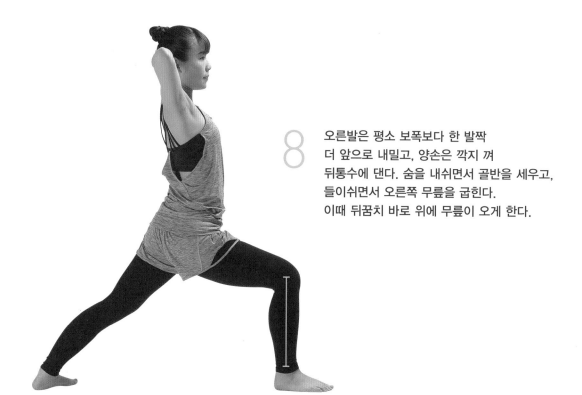

8 오른발은 평소 보폭보다 한 발짝
  더 앞으로 내밀고, 양손은 깍지 껴
  뒤통수에 댄다. 숨을 내쉬면서 골반을 세우고,
  들이쉬면서 오른쪽 무릎을 굽힌다.
  이때 뒤꿈치 바로 위에 무릎이 오게 한다.

9 숨을 내쉬면서 상체를 오른쪽으로 비틀고,
  왼발 뒤꿈치를 바라보며 5회 호흡한다.
  숨을 들이쉬면서 7번 자세로 돌아와
  발끝 방향을 바꿔 반대쪽도 똑같이 한다.

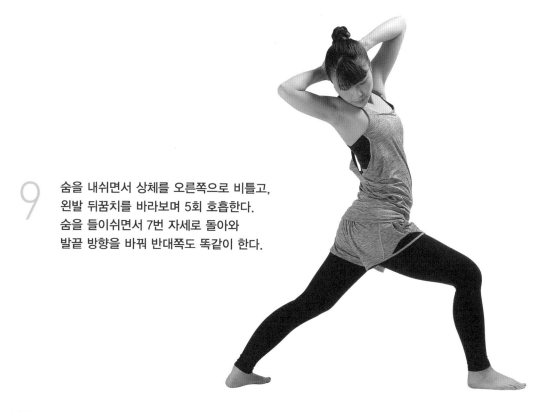

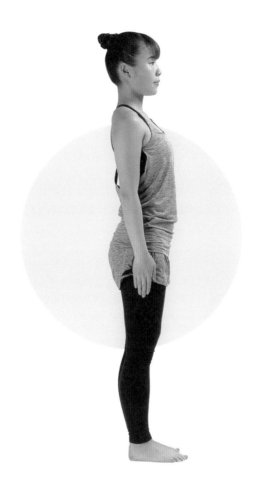

10 양쪽 모두 끝나면 7번 자세로 돌아와 발끝을 모으고,
숨을 내쉬면서 힘을 빼고 온몸을 이완시킨다.

자율신경의 균형을 회복한다

자율신경이 지나가는 척추를 유연하게 만들어 편안해진다. 자율신경이 균형을 회복하면 스트레스도
저절로 사라진다.

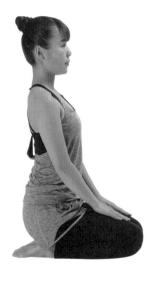

1 엄지발가락이 포개지지 않게 무릎을 꿇고 앉는다.

2 무릎 앞쪽 바닥에 양손을 내려놓고
숨을 내쉰다.

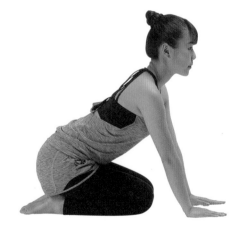

108

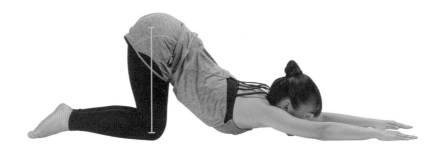

3 숨을 들이쉬면서 엉덩이를 들어 올리며 양팔을 앞으로 뻗어
엉덩이 바로 아래에 무릎이 오게 한다. 숨을 내쉬면서
턱과 가슴을 바닥에 대고 5회 호흡한다.

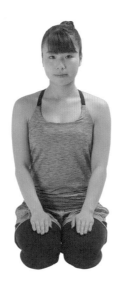

4 손으로 바닥을 밀면서 처음 자세로 돌아와 호흡을 가다듬는다.

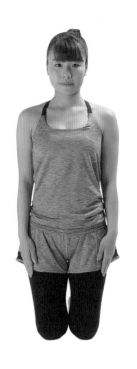

5   무릎을 꿇은 채 몸을 세운다.

6   왼다리를 옆으로 뻗어 무릎과
발바닥이 일직선이 되게 한다.
왼쪽 손바닥을 위로 향하게 해
허벅지 위에 놓고 숨을 내쉰다.

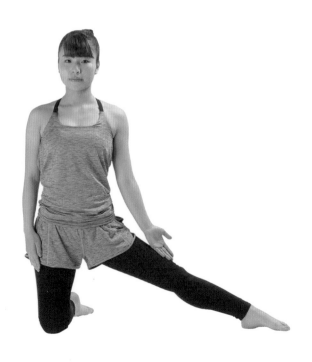

7 숨을 들이쉬면서 오른팔을 옆에서
위로 올리고 척추를 끌어 올린다.

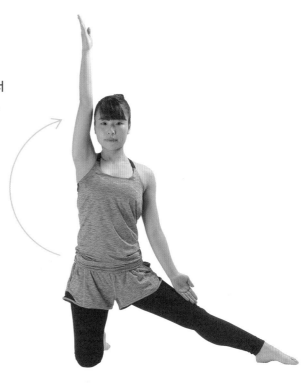

8 숨을 내쉬면서 상체를 왼쪽으로 기울이고,
왼손은 손끝을 발목 쪽으로 밀면서 5회 호흡한다.
숨을 들이쉬면서 상체를 다시 세우고,
5번 자세로 돌아와 숨을 내쉰다.
반대쪽도 똑같이 한다.
양쪽 모두 끝나면 처음 자세로
돌아와 호흡을 가다듬는다.

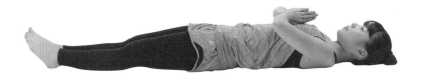

9 바로 누워 다리를 모으고 가슴 앞에서 양손을 모은 뒤 숨을 내쉰다.

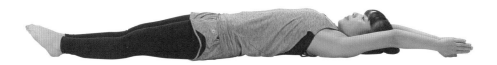

10 합장한 채로 숨을 들이쉬면서 손을 머리 위로 올리고 척추를 끌어 올린다.

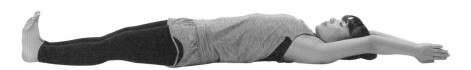

11 숨을 내쉬면서 발끝을 위로 향하게 해 뒤꿈치를 쭉 밀고, 몸을 길게 늘인다는
느낌으로 5회 호흡한다. 숨을 들이쉬면서 손과 발끝을 내리고, 내쉬면서 힘을 뺀다.

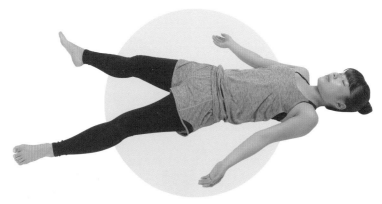

12 완전 휴식 자세를 취한다.